大病预防
先除湿热毒

孔繁祥◎著

U0376174

吉林出版集团
JiLin Publishing Group

IC 吉林科学技术出版社
JiLin Science&Technology Publishing House

图书在版编目（CIP）数据

大病预防先除湿热毒/孔繁祥著.—长春：吉林
科学技术出版社，2013.6
ISBN 978-7-5384-6536-5

Ⅰ.①大… Ⅱ.①孔… Ⅲ.①湿热（中医）－防治
Ⅳ.①R228

中国版本图书馆CIP数据核字（2013）第037984号

大病预防先除湿热毒

著　孔繁祥
出 版 人　李　梁
选题策划　赵洪博
责任编辑　吴文凯　赵洪博
文字统筹　博读天下
封面设计　　_Sunshine_ 孙　倩

制　　版　长春茗尊平面设计有限公司
开　　本　710mm×1000mm　1/16
字　　数　100千字
印　　张　16
印　　数　56001-61000册
版　　次　2013年8月第1版
印　　次　2016年10月第10次印刷

出　　版　吉林出版集团
　　　　　吉林科学技术出版社
发　　行　吉林科学技术出版社
地　　址　长春市人民大街4646号
邮　　编　130021
发行部电话／传真　0431-85635177　85651759　85651628
　　　　　　　　　　85677817　85600611　85670016
储运部电话　0431-84612872
编辑部电话　0431-86037583
网　　址　http://www.jlstp.com
印　　刷　吉林省创美堂印刷有限公司

书　　号　ISBN 978-7-5384-6536-5
定　　价　26.00元

前言

有句古话叫："千寒易除，一湿难去。"因为湿性黏浊，又易与其他外邪勾结，所以是外邪伤身的重要一邪。当湿与热"勾结"在一起时，就形成湿热。湿热是诸多疾病的直接或间接促成因素，涉及身体的十二经脉和全身四肢百骸。

可以说在人所患的疾病中，能够辨证施治的疾病，基本都有湿热这一病因。湿热源于脾胃，首犯三焦，继而传导心、肺、肝胆、大小肠、肾、膀胱等，同样也侵袭十二经脉，所以养护好五脏六腑，学会从十二经脉去抑制外邪伤人身体，是我们必须学会的除湿热养生保健方法。

在本书中我们通过湿热发生的源头，传导经过，安排了从健养脾胃，援助三焦，养好心（心包）、肺、肝（胆）、大小肠、肾、膀胱的逻辑结构，组织成章，重在养护好五脏六腑、十二经脉，来养护好全身，抑制湿热侵袭。

每一章都给出了最简单、有效且贴合实际的养生防治湿热病的方法，从饮食、经络、功法等保健防治疾病的方法进行指导，帮你轻松抵制湿热，保持健康的身体状态，享受健康的幸福生活。

全书共分十一章，结构组织非常合理，由此分章我们可以看出湿热导致人体生病的防治机理——以湿热生发，传导为基准来进行引导，是很有益于我们弄清楚湿热病的防治机理的。

并且本书由专家执笔，多是临床最有效的精华方推荐，语言平实感人、诙谐真实，论述准确、实用，可以说给读者朋友以最真实的读书感受。让你在阅读的过程中产生共鸣，引起关注，学会有效的自我保护。

如果这本书真的能够帮读者朋友了解到湿热的危害，并积极学会防治湿热病，那么我们编著此书的目的就达到了，希望本书能够给朋友们带去福音。

如有不足之处，欢迎批评指正，以便再版时修改，真正地为读者服务。

目录

湿热源于脾胃，健脾养胃可保体内不生湿热47

湿热犯上会蒙心（心包），养心可避开湿热冒犯 //////// **143**

湿热是百病之源

　　"湿热是百病之源"，很多人对此不理解，但凡一个精通中医养生保健的人来说都能明白这其中的道理。因为湿、热是外邪致病因素之二，四季均可致病。湿性重浊黏滞，不易祛除，并且可发于人体各部，遍及脏腑、经络、肌肉、皮肤，下阴部位等。

　　湿邪滞留于脏腑经络，最易阻遏气机，损伤阳气，且湿性留着，黏滞难移，并常同定一处，病势缠绵，不易速愈。尤其是湿邪和热邪互为勾结，这更增添了除湿的困难性。元朝朱丹溪云："六气之中，湿热为病，十之八九。"而其治疗向来棘手，缠绵难愈。

　　另外，湿热源起脾胃，脾胃是人的"后天之本"，而脾胃又是湿热的"生发之源""传导中心"。人的五脏六腑息息相关，十二经脉、七经八脉又环环相连，所以脾胃一旦湿热必将引起全身性疾病，湿热郁久不除，必将传导其他脏腑、经脉，甚至四肢百骸而引发诸多疾病，所以我们只要防治湿热，就可以有效地防治很多疾病。

　　根据临床经验，我们可以看出有不少疾病源自湿热。

皮肤病大部分的原因是湿热

　　脾胃湿热久蕴不去，首先五脏六腑之气血津液全被灼热，超出了身体温度所需要的温度，会造成热伤肌肤的各种病理现象，如湿疹、青春痘、黄褐斑、牛皮癣、白斑等疾病，都需从湿热去论治，方能找到治疗的奇方。

肝胆病大部分是湿热

肝胆病，我们最常见的症状就是黄疸，最常听的病症就是肝炎、胆囊炎等。这些疾病，究其病因，都跟湿热有关。当脾胃湿热日久，必然殃及同在屋檐下的肝胆，使肝胆功能失常。所以像各种急慢性肝炎、肝硬化、肝腹水、急慢性胆囊炎、胆结石、急慢性胰腺炎等大都与湿热有关。治疗也以除湿热为主。

泌尿系统疾病和生殖系统疾病也都由湿热导致

我们很多人都听说过湿热下注这个词，其实这是湿热传导的一个重要现象。湿热源于中焦，首伤上焦，终于下焦，所以说只要人体内有湿热必然会伤下焦，下焦是人的肾、膀胱、大小肠，以及人的生殖器官的所居地，当湿热下注到下焦时，人就易得病，所以泌尿系统疾病和生殖系统疾病在很多时候，发病原因也是湿热，治疗当以湿热论治。

还需要重点指出的是，现在不少妇科疾病严重地困扰着当代女性的身心健康，其实以潮、臭、腥、腐为特征的妇科病根本原因就是体内湿热的存在，所以明白了这一点，临床防治也要在医生的指导下注意除湿热防治妇科病，避免无知酿成祸害。

现在很多文明病也都由湿热导致

高血压病、高脂血症、糖尿病、肥胖、脂肪性肝病等，如果从病理上去究病因，这些病都是由湿热引起的，因为湿热对气血津液影响很大，这些疾病的根源就是体内能量过盛，湿热生成，造成血脂、血糖、血黏度等异常，假若我们在湿热初起时就进行预防，就不会有那么多悲剧的出现。

另外，像湿热顽咳，湿热性心脏病（病毒性心肌炎）等都是由湿热犯上焦，侵犯心肺所致。

总而言之，湿热已经给现代人制造了并继续制造着麻烦和痛苦，我们只有重视它，了解它，预防它，治疗它，才能维护我们自身的健康。那么怎么预防，我们要从病根上找方法。

内养正气、外避邪气为健康之本：人在自然界中生存，必须依赖于自然界所提供的物质而生存。如果想要避免湿热伤身，重要的是内养正气，外避邪气，保养正气就是保养人体的精、气、神，保证人体脏腑的功能正常，正气不虚，即"五脏元真通畅，人即安和"，这样外界的所有邪气也就很难袭身了。即使邪气袭身，也能避免外邪导致疾病产生。"外慎邪气"则是警惕外界一切可以致病的因子，主要是从有病要早治、生活要节制等方面来调摄养生。在本书中，我们每一篇文章都是为此目的服务的，所以认真学习本书，对防治湿热伤身、防病保健很有益。

湿热伤身有警示，
读懂你身体的求救信号

湿热可引起诸多疾病，因此我们先要明白自己的身体是否正在遭受湿热的侵害。怎么才能了解这一问题？我们可以通过一些身体症状表现来发现，也许以前你不曾在意的问题或者让你百思不得其解的身体症状，恰好就是湿热伤害你的"罪证"。本章主要是让大家掌握湿热的自我诊断问题，趁早发现身体的异样，趁早防治，避免湿热对身体的伤害，提高生命质量。

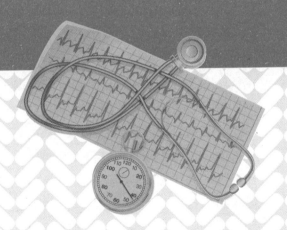

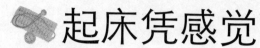 起床凭感觉

> 🌀吴鞠通在《温病条辨》中提出湿温初起的见证有："头痛恶寒，身重疼痛……"这是对湿热伤身症状最有效的揭示。

　　很多人不明白湿热是怎么一回事，更多的人只是模棱两可地推测自己的身体是否有湿热。其实湿热从你早上起床就能感觉得到。

　　前段时间有位患者来找我，说他睡觉起床后，感觉特别不舒服，睡了跟没睡似的，头发昏，打不起精神，感觉很累，浑身疼痛很不清爽，像穿了件湿衣服一样。

　　这位患者的这种症状是典型的身体湿热症。因为湿热初起，多郁滞在肌表，湿热较重，卫阳郁遏较甚，即皮肤的屏障防卫机能降低，并且湿热易引起"上蒙清阳"，即会出现身重头痛的情况。吴鞠通在《温病条辨》中提出湿温初起的见证有："头痛恶寒，身重疼痛……"这正是对上述症状最有效的揭示。并且在3000多年前的《黄帝内经·素问·生气通天论》中也首先对湿热症状有这样的说法："因于湿，首如裹"。即湿缠身，首要的症状就会出现如裹如蒙一层湿衣的感觉。而加入热邪的伤害，湿热相合则会引起"上蒙清阳"且出现头痛身重的情况。

　　所以当人遭遇湿热的侵害时，像上面那位患者的感觉是很正常的，这也是我们判断身体是否有湿热的一个重点症状。如果要检测自己身体是否有湿热，可以以此症状作为参照。并且此症状一般在暑夏季节会表现得更突出些。但对于身体正在饱受湿热侵害的朋友来说，一年四季都出现这种症状也不足为奇。

❈本|节|养|生|要|点|提|炼❈

① 辨清自己是否遭受湿热困扰症状之一：睡觉起床后，头发昏，打不起精神，感觉很累，浑身疼痛很不清爽，像穿了件湿衣服一样。

② 暑夏季节易遭受湿热侵害，所以在暑夏季节早上起床身体湿重感觉最严重。

如厕看粪便

《临证指南医杂·泄泻》篇说："泄泻，注下也……溏泄之肠垢污积，湿兼热也。"所以体内有湿热，大便必定黏滞不爽，这是很重要的提示。

体内有湿热，必累及脾胃，所以从大便的性状来看，也可以看出我们的体内是否有湿热。

有一回一朋友带来一个十六七岁的小姑娘来找我看病，因为小姑娘脸上好长痘痘。给患者诊治时，为了辨证施治，我首先得问她一些病症的表现，还有身体的其他特殊症状。当问到大便情况时，小姑娘告诉我，她的大便不成形的时候非常多，并且很黏滞，经常粘在马桶上，得用刷子刷才能刷干净，为此她经常受到大人的训斥，也受到同学们的嘲笑。她说她问过周围的朋友，有这种情况的人不少，但有些人也说从来没有过。

听到小姑娘对自己大便的描述，再结合她的症状：痤疮鲜红或伴有脓疱、小便赤、舌质红润、苔黄腻、脉滑数等，最后确定她为湿热型痤疮，给她开了清利湿热的药方进行根除，方用黄连、黄芩、白术、厚朴、蛇舌草、茵陈、生甘草等。

在这个患者的病症中，她的大便状况黏滞不爽，不成形，形似溏泥，但非便泄，这是湿热体质或湿热病患者非常特殊的现象。《难经》中说："湿盛成五泄。"在《临证指南医杂·泄泻》篇也说："泄泻，注下也……飧濡之完谷不化，湿兼风也；溏泄之肠垢污积，湿兼热也；鹜溏之澄清溺白，湿兼寒也，濡泄之身重软北，湿自胜也，滑泄之久下，不能禁锢，湿胜气脱也。"均说明不论何种泄泻，皆与湿有关，并且从大便的性状和时间长短来说，湿热大便有其特殊的地方，既不同于"湿风便"的完谷不化，也不同于"湿寒便"的澄清溺白，也不同于湿盛的久泻……而只是黏滞不畅，排泄物粘盆。所以若想判断自己的身体是否有湿热，观察大便，出现排泄不畅、沾盆、恶臭，且次数不多，不如腹泻和溏泄的次数多，并伴有湿热症的其他一些特殊体征时，就可以很容易断定。

另外，湿热体质者的小便多黄或溲臭、短涩，所以当你有大便黏滞不爽，或欲便不得，临厕空蹲，且有小便黄、短涩、有溲臭时即可判断自己身体有湿热，此时去找中医师，多数能确定。

❀本|节|养|生|要|点|提|炼❀

明白大便可以帮助我们判断身体类是否有湿热，一般湿热体质者的大便都黏滞不爽，容易沾在便器上，或欲便不得，临厕空蹲，且有小便黄、短涩、有溲臭等症状。

刷牙看舌头

> ❁ "舌为心之苗，又为脾之外候"，舌质、舌苔的表现可以敏感地反映出我们身体的状况。每天刷牙前我们不妨抽出几秒钟，对着镜子看看自己的舌头，"湿热交蒸则舌黄"可作为湿热袭身的重要标志。

湿热症状很多，临床表现比较复杂，不同湿热症有不同的表现。但是舌诊作为一种诊病方式，在判断自己身体是否有湿热时，能提供一些依据。下面我就用列表的方法把身体常见湿热症表现的症状表现出来。

湿热类型	舌诊表现	相关症状
湿犯三焦（湿盛于热）	苔薄腻	整天身热微恶寒，头痛体疼，脘痞胸闷，口不渴，汗出而热减，继而复热。
湿犯三焦（湿热均等）	苔白腻厚而不润，中心微黄，不得误认白腻厚苔为寒湿，此湿热郁于三焦。	整天热重寒轻，时发时伏，类似寒热往来，胸闷胁疼、口苦、尿赤而少、渴不多饮，脉弦细濡数。
湿犯三焦（热胜于湿）	苔腻少润	整天身热不恶寒，有汗热不退，心烦口渴引饮，尿黄赤而少。

湿热类型	舌诊表现	相关症状
湿热在脾胃（湿盛于热）	苔薄白	午后或傍晚开始身热恶寒，头痛体酸痛，倦怠无力，脘痞胸闷。或额热四肢冷，有微汗或无汗。口淡无味。脉中取濡缓（脉管形状不大不细，和湿犯三焦脉细濡有别）。
湿热在脾胃（湿热均等）	苔白腻	午后或傍晚开始身热，不恶寒，有汗热不退。胸脘痞闷，口干欲饮。脉中取濡数（脉管形状不大不细）。吴氏有云：汗出热不退，非风即湿。就脉参证。
湿热在脾胃（热盛于湿）	苔薄腻而黄	午后壮热不恶寒，脘闷有汗，体湿上升时则面赤心烦，口渴引饮，尿赤。脉中取濡数。病延多日不愈。
湿热蒙蔽心包	舌肥胖，苔腻而润	身热不扬，脘痞胸闷，体重倦困，神志时清时昧，间有谵语。此湿热蒸熏上蒙心包，与热传营分内陷心包者有原则区别。

通过上面的表格，我们可以看到一般身体出现湿热时，舌头的表现多为苔腻或厚腻，白腻，或黄厚腻等。须从中医辨证的角度，从湿热论治，方可消除这些症状，不过这需要中医师的治疗，但是作为一个自诊手段，舌诊无疑是提早发现身体是否有湿热的重要自查手段。针对上面的列表，结合身体其他症状，可以提前自诊一番。

另外，如果发现舌体边缘有压迫痕迹为齿痕舌，舌体肿大，出现齿痕。

一般为脾阳虚衰、水湿内停的表现。所以有齿痕一定有水湿，结合舌苔舌质可以决定是否湿热。

如果舌体上有红色颗粒突起像刺，摸时感觉刺手，有红色或黄黑色点刺，一般多在舌尖部，舌色为鲜红或绛红色。主邪太盛，舌边芒刺为肝胆热盛，舌中有芒刺主胃肠热盛。这也是判断湿热的一个重要舌象。

总之，发现舌象异常时，一定要多问个"为什么"，如果经常自我观察和感觉比较，再结合中医师的诊断，时间长了，很多症状是可以看出身体的异样的，所以要用心关注自己。

❀本│节│养│生│要│点│提│炼❀

❶ 知道舌诊是自查湿热的重要手段。

❷ 知道湿热伤害人体时，不同病症下舌苔和舌质的不同表现。一般舌苔很粗糙，或者很厚、发黄带腻，那说明体内有湿热；如果舌头赤红无苔，那说明体内已经热到一定程度了。

呵气闻口气

名医吴佩衡先生曾总结阴阳寒热辨证的十六字诀，其中谈道：口气不蒸手，提示有阴证、寒证；口气蒸手，提示有阳证，热证。所以口气成为辨证施治的依据，也适用于辨湿热。

很多人有口气的困扰，这不是仅靠认真刷牙、漱口就能解决的。口臭有很多原因，一般为口腔卫生、脏腑疾病、不良饮食等所引起。湿热也会导致口气，所以判断你身体是否有湿热时，口气是一个很重要的诊断依据。

我有一朋友是南方人，哪儿都好，就是不敢和别人凑近了说话，和别人说话至少保持在3米以外。如果非得和别人凑近了，别人问话，他不说话，或者闭着嘴巴，用鼻音哼着和人说话。有些人觉得他这样不礼貌，有些人不明白他为什么这样。总之，他这一怪异行为让他的人际关系大受影响，他自己也很烦恼。

当有一天，这位朋友听到自家人说他有口气的问题时，终于下定决心，来找我看看，帮忙调理一下。

听他诉说自己的症状，我则细细地观察他，满脸的大红痘痘，皮肤很湿润，油光满面，身体气味大。我问他大便的情况，黏腻不爽。让他自己呼口气在自己的手背上，闻一下气味，感觉一下寒热。他试着用手背贴近自己的口鼻，呼气，说感觉：气是热乎乎的，湿乎乎的，还有些臭气。

我告诉他："你的毛病根源找到了，就是湿热引起的口臭。"已故的名医吴佩衡先生曾总结了阴阳寒热辨证的十六字诀，其中谈道：口气不蒸手，提示有阴证、寒证；口气蒸手，提示有阳证、热证。这位朋友的口气"蒸手"，说明是阳证或热证，而且湿润，说明有湿气，并且有臭气。臭气除了和饮食的气味有关外，重要的是跟消化系统疾病有关。因为脾胃积热多与饮食关系密切，如果脾胃湿热，则可致腹气不通，胃热不得下泻，致使肠胃不佳导致口气难闻。所以此患者仅从口气就能判断他的湿热症。再结合他所说的伴有口苦和外表的一些症状，就更能确定为湿热引起的口臭了。

所以当你有口气，或别人告诉你你有口气时，不妨引起警惕，结合自己的大便和其他身体感觉，来判断自己是否是湿热引起的口臭。也可以找中医师来辨证施治，症状可缓解。平常为了避免湿热袭身引起口臭，可以多吃新鲜蔬菜、水果，忌吃辛辣刺激之物，禁烟酒。

❀本｜节｜养｜生｜要｜点｜提｜炼❀

❶ 口气可作为湿热的辨证方法之一。

❷ 明白湿热口臭的症状，湿、热、臭、口苦，并要注意结合其他相关症状，一起辨证。如果单独从口气辨证，可以从口气的表现等症状来断定身体是否有湿热。

照镜子看眼睛

◈《黄帝内经》中说："五脏六腑之精气，皆上注于目而为之精。"如果湿热缠身必将侵袭脏腑，眼睛作为判断湿热的一种方法，很值得学习。

眼睛也是判断湿热的一个重要方法，我们一起来看看。

有一回一个患者问我："大夫，我的眼珠为什么不那么黑白分明呢，看起来总是黄黄的，像得了肝病似的，去看医生，作了肝胆检查，也没有什么毛病，我怎么会这样呢？"我说："眼睛黄的原因有很多，需要辨证施治，比如眼白发黄和湿热有关也说不定。需要配合各种检查才能找出病因。"后来我给患者进行了一番检查，结果证明她体内有湿热，而眼睛"黄"的问题也可以从湿热方面去究因。

在中医临床，眼睛是常用来诊病的一个重要依据，是望诊内容中的重要手段。主要是诊察眼的神态和眼色的变化。一般来说眼白发黄主要跟肝胆有关。临床巩膜色黄、肝黄、尿黄的为黄疸，但这是很特殊的一种体征表现。当然黄疸也属湿热病。所以你的眼睛发黄，先去查肝胆，如果没有病理性原因，则要考虑湿热体质和气血问题。

从中医角度来说，五脏六腑之精气皆注于目，是指眼睛与身体经脉相连通，眼睛的任何变化都与五脏六腑有关。如果你的眼睛有异常，则一定是气血出了问题，但气血不足、气血郁滞等，一般多会出现眼睛黯淡无光，眼干，眼上有血丝等症状，不会提示黄。

但如果眼睛"黄而不黄（即看起来有点黄，但不是黄疸的那种病理黄的现象）"，且伴有上眼皮水肿，经常眼眵多，那么则可以断定为湿热所致。

因为在临床，中医师认为上眼皮水肿是脾湿的表现，下眼皮肿是阳虚的表现，而眼眵多，多跟湿热有关。所以当你的眼睛发黄时要考虑去医院检查，很容易确定病因。

❀本|节|养|生|要|点|提|炼❀

① 眼睛可以作为湿热的一个重要辨证方法。

② 知道眼睛出现"黄而不黄"且伴有眼眵，上眼皮水肿等，可以判定为体内有湿热。

观察皮肤的变化

❀《中医疾病预测学》中讲：皮肤既是人体的第一道屏障，亦是人体最大的"外镜"。从皮肤上可以透视内脏的病变信息……皆可从这面巨大的照"妖"镜上显露原形。

《黄帝内经·素问·经脉别论》简称《内经》中强调皮肤对脏腑状况有着重要诊断意义："诊病之道，观人勇怯，骨肉皮肤，能知其情，以为诊法也。"后世医家在《内经》理论的基础上多有发展和深入，如现代学者从皮肤上来看体内是否有湿热，重点从两方面来进行判断：一是皮肤的色；二是皮肤上是否生有痘疹疔疮等。

如果皮肤发黄，如橘黄色，则为湿热熏蒸，中医临床多见于湿证及虚证，与脾胃湿热或肝胆湿热不能运化体内的水分有密切的关系。

另外，皮肤爱出油、爱长痘，也多跟湿热有关。湿邪易致"如油裹面"的情况发生。所以多数皮肤、头皮爱出油的人，要考虑体内有湿热。

皮肤湿疹最关键的问题也在于"湿热"。中医认为，这类疾病大多由于先天不足，或因后天脾胃运化失职，致使湿热蓄积肌肤而成。湿邪的特性是缠绵难断，如油裹面，往往迁延不愈、反复发作、时轻时重，有的数月或数年，甚则数十年不愈。表现为病变部位瘙痒无度，甚则剧痒难忍，局部潮湿、糜烂、流滋，上覆鳞屑或结黄色痂片，有的皮肤增厚粗糙。

所以记住，只要皮肤出现湿疹则一定要考虑湿热所致。

除湿疹外，其他皮肤病，如荨麻疹、牛皮癣、神经性皮炎、脓疱疮、痒疹、皮肤瘙痒症、疥疮、脚湿气、痤疮、脂溢性皮炎、稻田皮炎等都为以湿热为患的皮肤病。辨证施治时一定要考虑湿热的因素。

❀本│节│养│生│要│点│提│炼❀

❶ 明白可以从皮肤来看体内是否有湿热。

❷ 重点从两方面来进行判断：一是皮肤的色；二是皮肤上是否生有痘疹疔疮等。

身体其他的求救信号

> 🏵湿热的断定除了要凭感觉、靠口气、看舌头、看大便、看皮肤等来诊断外，一些细节也须注意，如发病时间、烦热的情况、食欲强弱等。

可能很多朋友看完上面的几节内容之后，会产生这样的疑问："除了这些症状，就没有其他可以证明身体有湿热的症状了吗？"回答是："当然有！"因为不同的湿热病症，有不同的体征表现，临床可以参考的症状还有：

1.湿热天多犯病。

2.犯病时，浑身无力、烦热、胸痞等。

3.食欲下降，口渴恶心。

4.发热怕冷交替。

5.多午后发热，并不因出汗而减轻。

6.尿频、尿急，涩少而痛。

7.腹痛腹泻，甚至里急后重，泻下脓血便，肛门灼热等。

…… ……

但是无论身体出现什么湿热症状，一定要综合辨证施治，方能确定准确的病因病情，尤其是涉及是湿重还是热重，是上寒下热，还是上热下寒等问题时，都必须明辨病因病症，才能准确对症治疗。所以湿热病多复杂，自查时，要考虑每一种病症都可能有湿热的情况。除了上述典型的一些症状外，最好的确诊方法就是身体不舒服时，请教中医师进行诊治。

❧本|节|养|生|要|点|提|炼❧

① 知道判定身体是否有湿热，要从身体的诸多症状进行考虑。

② 知道任何一种不舒服都可能成为判断湿热的"引子"，诊断疾病时，要考虑湿热问题。

避免湿热伤身，
先防外邪侵犯人体

湿热伤身主要是内外湿热共同作用于人体而导致的诸多病症。湿热中的热是与湿同时存在的，外湿是由于气候潮湿或涉水淋雨或居室潮湿，使外来水湿入侵人体而引起；内湿是一种病理产物，常与消化功能有关。所谓热，则是一种热象，或因外界环境的热湿邪气入侵人体，或因湿久留不除而化热，总之湿热共同作用于人体，迁延不愈，从而导致诸多病症。所以防湿热袭身，要先防外邪侵犯人体。本章就是教你如何预防外邪导致湿热侵身，或避免外邪助长人体湿热伤身的方法的。

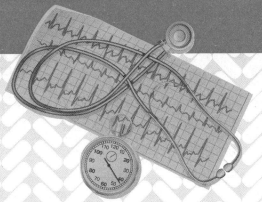

春天要清温防风防湿，
避免湿热伤身

> 《黄帝内经·素问·至真要大论》说："夫百病之生也，皆生于风寒暑湿燥火，以之化之变也。"这说明人体遭遇外邪的侵袭，任何一种邪气都可给身体带来诸多不适症状，并且邪气互相转化，所以春天避免温邪、风邪、湿邪袭身，也可以防治郁化成湿热而引发疾病。

春天，春回大地，万物萌芽，桃红柳绿，百花争妍，这是一个生发、推陈出新的季节。在这个季节里，寒气始退，阳气升发，人们沐浴在融融的春日中，享受温暖的春风和天气渐渐变暖的欣喜，以及接受着春雨的滋润和洗礼，人的精神情绪也随之高涨。此时若顺应春气升发，并做好防风防湿工作，并做好养肝养生工作，那么将会为一年的健康打下基础，并能有效避免湿热袭身。

如何做？可以参考下面的内容

开窗通风，注意避风、避雨

春天多风，且气温从春分过后就逐渐高起来，谷雨季节又多雨。所以此时，要注意风、热化"火"袭身，又要防湿袭身，对风要避之有时，因为春天的风是助热的一种重要外邪。《原病式》中讲："风本生于热，以热为本，以风为标，凡言风者，热也。"而湿热的人，如果体内已有湿热缠身，再加上感受外界的风邪、温邪、湿邪，那么湿热病症会加重，并且衍生出更为复杂的温病，给人带来痛苦，比如：

湿热蒙上焦，可能出现身热烦躁、神昏谵语等病症。

湿热结肠腑，则可能出现潮热、腹满疼痛、便溏涩、黏滞等病症。

湿热在下焦，则可能出现身热心烦、口干苦、尿短赤、白带多等病症。

湿热在肌表，则可能出现斑疹隐隐、舌红无苔、脉细数等。

…… ……

所以春天要注意避风，春捂是关键，注意帽子、围巾、风衣的使用。下雨的时候注意避雨，别淋雨，别着湿衣，别湿发睡觉等。

保持冷热平衡

上面我们说了，中国有句古话叫"春捂秋冻"，其实正确的做法应该是一年四季适时增减衣服。春天捂是为了让阳气更好的生发，有助养生，但是不要过分"捂"，但也不要及早脱，人家都还在穿着毛衣、风衣呢，你就穿着短袖、短裤了，这是很不合适的。当然外面的人都穿着单衣了，你还穿着羽绒服，这也是不正常的，所以要顺应时节、顺应气候，适时适宜增减衣物，以不冷不热为准，才是春天养生最好的穿衣之道，也是避免湿热袭身的重要生活方式。

合理饮食，除湿、防风、清温

春天，为了避免湿热的发生，饮食调理十分必要。春天是"生发"的季节，注意养肝，少食酸、略增甜。唐代著名医家孙思邈早就说过："春日宜省酸，增甘，以养脾气。"因为根据中医理论，春天肝气当令，肝气偏旺可伤及脾胃，影响脾胃的消化功能。而酸味入肝，甘味入脾，少酸多甜，既避免肝气过旺，又有益于脾气。这样脾气正常不虚，不易于遭遇湿热之邪的侵袭。而脾胃是湿热的传导之源，所以脾胃没有湿热，肝及其他脏腑不可能有湿热侵袭。所以，春天要少吃些酸味的食品，适当多吃些富含优质蛋白质、糖类的食物，如瘦肉、禽蛋、大枣、蜂蜜、水果、蔬菜等，有助于养脾，避免湿热。

油腻食物会影响脾胃的消化吸收功能，也易生湿助热，所以春天饮食一定要清淡，如主食与副食、粗粮与细粮、荤食与素食等，都应讲究配合。

春季多风，易耗散水分，此时，多吃些能补充人体津液的食物对于防治湿热也是有益的。如春日吃粥便是一大保健良法。粥里加一些荠菜、芹菜、韭菜，既利消化吸收，又助春阳生发。

早春环境潮湿人易变成"湿人"，出现身体倦怠、胸闷、腹泻、食欲差等"过湿"症状。"湿人们"还爱发湿疹，出现关节疼痛等。所以饮食要注意除湿饮食，比如适当吃些红豆、薏米、扁豆杂粮粥等可以除湿。另外，生湿的饮食不要吃，除了上面说的肥甘厚味辛辣刺激的食物，还有一些水果，比如菠萝蜜、榴莲、芒果等都属于助湿生热之物，要慎吃。

如果你不幸已在春天发生湿热症状，则一定要及时到医院诊治，并遵医嘱进行生活调理，避免春天湿热缠身，保证健康有益。

❀本|节|养|生|要|点|提|炼❀

❶ 知道春天可以招致湿热缠身的各种因素。

❷ 知道春天避免湿热缠身的种种生活方式。避风，平衡穿衣，避免淋雨，不居湿地，饮食宜清淡，少酸增甘等。

夏天别贪凉，

避免湿邪停滞体内成病源

> 叶天士说："湿为阴邪，重浊黏腻而易伤人身阳气。"所以夏天过度贪凉，易生湿，湿邪伤人，易化湿热而成病源，一定要警惕，避贪凉。

看到这个标题，很多人觉得，湿热就应该降温，怎么还要忌贪凉而避免湿邪停滞体内呢？其实这个并不矛盾，需要我们深入了解。

我以前遇到一位患者，她说她25岁之前，身体特别棒，从来不看医生。夏天一天能吃十来根冰棍；以前在农村，老家人喜欢从深井里打出冰凉的井水，她一喝就是一大瓢；经常用冰凉的井水冲澡，她感觉特爽；后来到了城里，大夏天的，吃着麻辣火锅，喝着冰镇饮料，觉得这是夏天中最爽最开心的事……可是后来，慢慢地，她发现自己的身体越来越不如意了，经常变得口臭、唾液黏腻，大便也经常不爽，满脸长痘，又有腰痛，白带多、绵绵不绝，小便黄涩难下等情况。去看中医，大夫说她是湿热重。她很困惑——自己天天吃凉、贪凉，怎么还是湿热病呢？她不信，所以又找到我。

给她诊治，发现她的确湿热重。脸上长大红痘痘，大便黏滞不爽，口气湿臭，且舌苔黄腻，脉滑数等都是湿热症状。听到我的诊断，她更不明白了，非要让我给她说说这其中的原因。

其实这个问题不难理解，湿热产生的原因主要是内因和外因。外因主要跟环境、气候有关，这里不多讲。内因主要是因为先天不足、体质因素导致体内湿热较重；第二个原因就是饮食无忌，喜食生冷，过寒则伤脾胃，正如

《黄帝内经》中所说："胃中寒则腹胀，肠中寒则腹鸣飧泄。"即使是炎炎酷暑，也不可恣意吃冷饮，否则损伤体内阳气，导致脾肾阳虚，运化不足，使体内湿气不能运化，湿气积聚，郁而成湿，久则化热，久之易导致身体出现诸多湿热症状。所以这位患者在夏季过多贪凉，为图一时痛快，也将湿邪深深地埋在了体内，成为困扰她健康的一个大大的隐患。

了解了这个原因，我们再说夏季别贪凉，避免湿邪久滞人体内而化火，防治湿热伤身就不难理解了。

所以酷暑时节，为了避免湿热伤身，需要注意：

不要贪凉

像上面病案中的患者那样，用冷水洗澡，一天吃十来根冰棍，过食冷饮等都对身体有伤害，所以一定要避免。

学会"逆法养生"

热天不要因为怕热就多贪凉，反其道而行之，如热天吃点姜、蒜，除湿，杀菌；喝温的淡茶水更解渴，更保护脾胃，避免过冷导致湿邪伤身。

平常避免风邪、寒邪、多出汗

晚上睡觉不要睡在风口，注意盖好被子，穿好衣服，避免风邪直吹人体而引发疾病。还要注意不穿湿衣，衣服要穿干燥的、棉布的，吸汗、排汗比较快，长衫也没问题，重要的是宽松、舒适。一早一晚适度运动，出点汗更易健康除湿、排热。

清淡饮食

饮食上应尽量避免肥甘生冷，以清淡和易消化吸收的食物为主。如果有脾虚湿困时，应健脾祛湿，可食用健脾的食物如鲫鱼、莲子、茨实、猪肚、鸭子等；祛湿食物有赤小豆、薏米、莴笋、扁豆、冬瓜等。

做到了这些，你就能很好地在入夏季节防止湿热缠身，保持身体安康。

❈本|节|养|生|要|点|提|炼❈

❶ 知道夏天过多贪凉会导致脾胃受伤，运化水湿功能减弱，致使湿邪停内，久而化火，所以易形成湿热，伤身。

❷ 夏季不要贪凉，注意作好生活防护，避免湿热伤身。

暑天除湿邪
和防暑降温同等重要

🌀 清代王孟英说："（湿热病）既受湿，又感暑也，即是湿温。亦有湿邪久伏而化热者。"所以在暑夏防暑降温的同时，还要注意除湿，可避免湿热缠身。

　　暑天，酷热难耐，人们想尽办法防暑降湿。可是普通百姓则很少能想到要除湿的，只有那些稍懂些养生知识的人才会这么做。

　　暑期虽热，却是湿气当令的时候，这是一种很伤人的外邪，也是我们本书所讲的重点。在《类热条例》中有这样的提示：湿热病系感受外界湿热病邪而成，即六淫中的暑、湿二气合为病，"热为天之气，湿为地之气，湿热两合，其病重而速"。这说明了在暑天，暑热勾结致病的严重性。

因为暑夏季节天气闷热，雨量也较多，土地潮湿，东西容易发霉，"桑拿天"频现，在这个阶段，如果人不注意防暑降湿邪，极易导致湿热停滞体内而得病，比如诱发湿疹、湿热感冒、湿热痘疮等病症。

我曾接诊过这样一位患者，她说她每年夏天，每天早上起来脸上就湿乎乎的，满脸的小水疱。可能一般人没这感受，但是一般湿热体质者都可能遭遇过此症状，并且在其他季节不多见，所以这跟夏天的湿热气过盛有关。如果那些曾不明白自己脸上为什么在入夏的夜晚，一夜起来后满脸小水疱的人，现在一定要知道了，是湿热导致的，得清热除湿了。

另外，中医理论中讲脾与湿相应，暑夏季节是健脾的重要时节，如果不注意保护脾胃，或是不注意防湿，很容易导致暑湿伤脾胃，而成脾胃湿热症。人体一旦在暑夏季节遭到湿热的侵袭，则会导致湿热相蒸，青春痘、头发油腻、脱发、中暑、头昏、热痢等问题就会相继出现。久而久之，湿热结伴，相互蒸腾，容易损伤五脏六腑，引起全身不适。所以在暑夏季节，不仅要防暑降温，还要健脾养胃、除湿邪。日常养生应该做到：

防范内湿，从饮食中进行保健

根据历代医家的经验，赤小豆、薏米、绿豆、白扁豆、丝瓜、苦瓜、冬瓜等都是暑天防暑降温、除湿热的重要保健食品。可以将这些食材煮成汤、粥，或炒制成美味菜肴，经常吃一点，对防暑降温和除湿有益。另外还要参考前面夏季所讲的饮食养护知识，清淡饮食，多吃健脾益胃除湿热的食物是暑夏季节养生重点。

防范外湿，从生活中加以注意

不要居住在潮湿的房子里，被褥卧具要勤晒，不要穿湿衣，还要注意不要坐在露天的木头上。中医有句俗语叫作"夏不坐木"，这是因为夏天气温高、湿度大，久置露天的木质椅凳，由于露打雨淋，含水分较多，虽然表面看上去是干燥的，但经太阳一晒，便会向外散发潮气，在上面坐久了，会诱发皮肤病、痔疮、风湿和关节炎等。所以，暑夏防湿要从生活中加以注意，避免可能招致湿热伤身的情况出现。前面章节中有的内容也可以参考，也适用于在暑夏季节防护养生遵循。

另外，也可以每天晚上坚持用热水泡泡脚，这对防治湿热缠身也有益。

❀本|节|养|生|要|点|提|炼❀

❶ 知道湿气是暑天的主气，如果不注意保健脾胃，不注意除湿热，会导致脾胃受伤，继而引发更严重的湿热病。

❷ 学习暑夏季节防湿热的一些方法，避免湿热缠身。

秋天防燥，
清润补益要相宜

✦《黄帝内经》中讲阳明位居中焦，温热之邪由上焦肺向下顺传中焦，会伤脾胃之正气，如果秋季不注意养生，则会导致湿热由肺传至中焦而伤脾胃，所以要注意顺应时节做好养生工作，避免为湿热产生创造条件。

立秋之后，传统意义上的秋天已经来临了，但是天气依然炎热，加之时有阴雨绵绵，湿气较重，天气仍然以湿热并重为特点，所以养生还要遵循暑夏以防湿热伤身为主。到了中秋，天气逐渐变凉，燥邪逐渐袭来，这时人们就要开始滋阴润燥了。

自然界中，伤人身体的有六种邪气，如风寒暑湿燥火等，这六种邪气都是致病因素，也可以互相转化，伤人身体。

所以为了防治湿热，秋季防燥也需要小心进行。

燥邪伤肺，肺之正气被伤，必将易导致受外邪侵袭。由于秋天来临之前，暑夏刚过，人的身体里还残留有不少湿热邪气，如果此时不注意润燥养肺，肺很容易被体内的湿热之邪传导引发疾病，甚至造成肺湿热。而湿热是由上焦传导至中焦，继而传导至下焦的，所以秋季如果不注意养肺，也是易导致身体湿热的。所以秋季要顺应时节来养生，并注意防治湿热。

"燥者润之"

《黄帝内经·素问经·至真要大论》中的讲润燥就是"燥者润之"。润澡的方法很多，比如多饮水，吃一些滋阴润燥的食物，如梨、百合、银耳、石榴、甘蔗、萝卜等。但是还要注意防湿火的产生。那些润燥但易生湿的食物就不要多吃了。或者在润燥的同时，增加一些化湿清热的食物，对健康有益。

养肺

《黄帝内经·灵枢经·百病始生》中说"风雨寒热，不得虚，邪不能独伤人"，所以多找些方法来养肺，吃养肺的食物，注意主动咳嗽，主动循经按摩肺经来养肺……这些方法都是很有益的养肺办法，这里不一一细述，可以参考我们相关章节的内容。

借用一些药材来养生

秋季养生也可以适当选择中药材来入伍美食滋补，比如可以选用桑叶、桑白皮、太子参、西洋参等，或采用清燥益气生津配方；还可选用百合、沙参、蜂蜜、麦冬、生地，玉竹玄参、白芍、天花粉、瓜蒌皮、莱菔子等；还可以选用黄芪、党参、人参、白术、山药、莲子、大枣、核桃仁、白果等。但注意一定要多样选择，适量选择，不要过度单一选择，长时间服用。这样秋季养生能把阴阳之气养平衡了，人体正气也就不虚了，诸多外邪也就不会再侵害人体了。

　　总之，秋天补益一定要遵循本季节的养生理念，同时在补益时，要注意别因滋阴润燥而补益过头，又产生湿热邪克制身体正气，或是导致补益不当，气血失衡，为湿热袭身创造条件。

❀本|节|养|生|要|点|提|炼❀

❶ 知道秋天导致湿热的原因。

❷ 知道秋天滋阴润燥是主要的养生内容，但是滋阴润燥也要考虑对湿热的影响，食物以平补、清补为宜，避免助湿热条件的产生，平衡养生。

冬天保暖补益不可过，
可藏精避湿热生

 《伤寒论》在"辨脉法第一"篇中这样说："十一月之时，阳气在里，胃中烦热。"这是人过度保暖和补益的结果，是冬季湿热产生的根源，所以冬季养生要注意不可过度保暖和过度补益。

　　早在两千多年前，我们的祖先就认识到人与自然的密切关系，所以在《黄帝内经》中就提出了"人以天地之气生，四时之法成"的养生观念，因为他们认为人是自然界的产物，人的生命现象是自然现象的一部分，因此人与自然是不可分割的一个整体，人与自然息息相关。养生也要应四时而变化，达到"天人合一"，才可能趋利避害，保证身体健康。所以冬天养生，中医讲究敛藏精气，固本扶元，以"防寒补肾"为主，老百姓都尊崇"三九补一冬，来年无疼痛"的说法。所以长期以来，人们都习惯在冬季多吃一些温阳补肾的食物，如羊肉、狗肉、鸡肉、鱼类、核桃仁、大枣、淮山、栗子等，这是养生的需要，也是祖宗们的养生经验之谈。

　　不过现在有一个奇怪的现象，就是在冬天，人们很少见到真正着凉感冒的病人，夏天反而比比皆是。这不得不让我们反思，现代人是怎么了？因为现代人的生活水平好了，空调、暖气的使用，使得人们对外界环境的感觉越来越不明显。冬天太暖，穿件单衣还冒汗，阳气外泄，藏不住精气，人就易得病，湿邪乘虚而入，对人体的伤害比寒邪还要大。

　　另外，冬季外面天寒地冻，人们不爱出门，尤其是北方人有"猫冬"的习俗，即在热炕头上过寒冬。这样"猫"久了，吃得过热，热量过高了，人就会出现不舒服的现象，比如医圣张仲景的《伤寒论》在《辨脉法第一》篇中这样说："十一月之时，阳气在里，胃中烦热。"十一月即"冬至月"，我们都知道冬至这一天是夜最长昼最短的，所以古人说冬至是一年当中阴气最盛的时候，从这一天就开始进入数九严寒。身体外面阴气盛，那身体里面呢？因为大家冬天吃了过多的温热补益类的食物，又过度保暖，所以易致"阳气在里，胃中烦热"，而这也是冬季还致湿热袭身的罪魁。湿热的产生，首因消化功能的失常所致，胃中烦热，脾虚运化无力，不能运化体内湿气，郁而成湿，久则化热，所以易成湿热。

尤其是现在的人，生活条件好了，大鱼大肉，想吃天天有，并且现在五花八门的饮食条件，如火锅、麻辣烫、烧烤等致使现代人比过去的人饮食多了更多产生湿热停滞体内的条件。肥甘厚味、辛辣刺激、生冷寒凉等不良饮食，再加上人为的冬暖夏凉的生活环境，使得现代人的身体与自然界失去了"相合"的条件，致使人体阴阳失衡，津液停滞，运化不足，湿气积聚，久而化热，导致体内湿热产生。

所以冬季养生要遵循"天人合一"的理念，适当进补，但是千万别补过头，也别保暖过头，并且注意饮食卫生，别过食肥甘厚味、辛燥湿冷的食物，平时多运动，喝一些清热祛湿的汤羹，才符合现代人的养生观念。

❀本|节|养|生|要|点|提|炼❀

❶ 知道冬季如果不会养生导致湿热的病因。

❷ 知道冬季避免湿热需要注意的养生方法。

烟酒最易滋生湿热，

一定要戒掉

> ❀酒，因其性热而有毒，其湿中发热，近于相火，所以是助湿热产生的"毒药"，要少饮。烟性热味辛，有毒，伤肺气……烟酒多吸食，易伤阴阳，助湿热产生，所以要戒掉，避免湿热伤身。

烟酒是人日常生活中的不良嗜好，也是人际关系中的"媒介"，虽然烟酒给人带来了一定的作用，但是对于身体来说则是很大的危害。所以日常生活中我们处处可见呼吁人们戒烟戒酒的广告，这是值得赞赏的。

香烟燃烧时释放38种有毒化学物质，其中有害成分主要有焦油、一氧化碳、尼古丁、二恶英和刺激性烟雾等，对口腔、喉部、气管、肺部均有损害。英国牛津提德克里夫医院对3.5万烟民进行长达50年的研究得出了结论，结果显示抽烟者得肺癌、胃癌、胰腺癌、膀胱癌、肝癌、口腔癌、鼻窦癌的概率"相当高"。

另外，还有心血管疾病、糖尿病、猝死综合征、呼吸功能下降、中风等共20多种疾病都和吸烟有关。所以吸烟对人的身体危害大，一定要杜绝吸烟。

如果从中医角度来讲，吸烟伤肺，损伤人的肺气，而肺主气，主水液，肺气虚，则人的一身都不健康，五脏六腑会出现相应的疾病转化。气血易失衡，阴阳不平衡，人就易生病，导致湿热产生也不为过。

并且烟草为草木，草木能生火。吸烟者经常有口干、口渴的感觉，烟

◈ 烟酒最易滋生湿热，一定要戒掉 ◈

雾因火热而生燥邪。烟雾又系秽浊之邪，古代常说吸烟即吸入火热秽浊之毒气，集火、热、燥、涩、浊、秽、毒于一体，属于复合性致病因素，伤人身体最严重，伤正气、伤五脏，且本性质热，生湿生热是必定的，所以吸烟是导致湿热的罪魁。

再来说饮酒，酒性本身即"气热而质湿"，气滞也是水湿停聚的重要因素，所以饮酒也是导致湿热的一个罪魁，也要注意避免。

另外，酒伤脾脏、伤肝脏、伤肾脏。因为饮酒后，酒进入人体需要这些脏器去消耗，代谢出去，而酒热中带湿，最易伤脾胃和肝胆，产生一系列病症。比如麻醉脾脏，使其停滞而丧失调度功能，导致消化功能减弱，浊气侵入肌体，危害健康；饮酒后湿热影响肝胆疏泄，可成酒癖。并且在《千金食治》中讲饮酒："饱食讫，多饮水及酒，成痞僻。"湿热下注，可成酒痔；如《本草纲目》中讲："酒与姜蒜同饮，即生痔也。"湿热流注肠间则酒泄。嗜酒过度，易成酒劳，临床常见脘腹胀满、胃纳减退、口苦口腻、舌苔厚腻等症，也有饮酒成积者，面目黄、口干渴，腹胀时呕痰水或腹痛泄泻等。

所以一定要注意少量饮酒或者戒酒。

适度喝酒，可以参考以下原则：

1.可适当引用葡萄酒、果酒、低度酒，避免烈酒。

2.春夏季节可适量饮些啤酒。但切不要喝冰镇啤酒，会伤脾伤胃，损人体阳气，易湿热。冬季喝少许加热的米酒和黄酒。

3.喝酒一定要备相应的利湿排毒的小菜，像苦瓜、拍黄瓜、拌小白菜等都很好。

4.不要喝闷酒，更不能借酒浇愁。

5.喝酒不可贪杯，不能喝醉。

6.不要随便喝药酒，一定要在医生的指导下饮用。

7.肝脏功能不好的人，或正在患病的人不要喝酒，以免伤人身体。

8.酒后切莫倒下昏睡，免得酒滞体内伤及脏腑。适当运动或吃些利水排尿的水果和食物有益。

孔子说：唯酒无量，以不乱为准。意思是说喝酒这事没一个具体量的规定，但要不乱才行。喝酒脸红是血乱，走路不稳是气乱，喝了酒乱讲话就是神乱。这些都是喝酒过量的表现。如果经常这样，那就一定要戒酒了。

❦本|节|养|生|要|点|提|炼❦

① 知道烟酒过度，可以导致湿热缠身。

② 知道科学饮酒避免湿热，保安康的方法。

药物也是湿热大害，
别盲目用药

❀谚语云"是药三分毒，无虚不可补""药之效，毒为之""药是纸包枪，杀人不见伤"，药物或多或少都有不良反应，损人正气，害人健康，也是湿热产生的罪魁，要小心。

古人云："是药三分毒。"我国最早的医学专著《黄帝内经》对如何用药十分讲究，将药分为大毒、常毒、小毒和无毒。治疗疾病要求大毒治病，十去其六；常毒治病，十去其七；小毒治病，十去其八；无毒治病，十去其九。所以从《黄帝内经》中的这句话来讲，先人们早就知道每一种药物对身体都不是尽善尽美的，是药都有毒，需要谨慎，尽量使用少毒高效的药品，这对健康才有益。

药进入人体后，直攻邪气的同时也会损伤正气。人体阴阳原本是处于平衡状态的，吃了一种药，人体的内部环境就会遭到破坏，这种平衡就会消失，《黄帝内经》中有"正气存内，邪不可干""邪之所凑，其气必虚"的指导思想，药物有毒，伤人正气，阴阳失调，外邪易缠身，湿、热之气若乘虚而入，内外都可致病，所以用药须谨慎，谨防伤正气，而致湿热邪气缠身，可致湿热病。

并且很多药，性热而黏腻，如五味子、人参、肉苁蓉、鹿茸、肉桂等。乱服会伤身，致湿热的可能性也很大。当然还有其他中药，根据性味归经的不同，在使用时，不同的药物会破坏人的阴阳平衡，故也是导致邪气缠身的一个重点。可以说很多种中药都可能是引起湿热等诸邪伤身的罪魁祸首。

而西药，尤其是抗生素，多属苦寒药，易生湿，并且伤人脏腑不可估计。长期服用西药类药物，易使正气虚衰，导致邪气缠身，病更难治，并且也是引起湿热等诸邪伤身的罪魁祸首。

还有人说，药物不能多吃，那就吃保健药吧，其实这也是不可取的。俗话说"是药三分毒，无虚不可补"，任何保健品，如果滥用乱服，同样可导致不良反应。并且现在的很多保健品，配方组成极其不负责任，损人正气防不胜防。另外，既然是补药，就多是湿补药，长期使用，多会生湿生热，对身体无益反有害。

还有一些人滥用清火药，并且还认为，人人都有火，吃清火药，危害不大，并且就湿热的影响来说，不少人还觉得清火药对防治湿热有关。其实不然，清火药大多是苦寒药制成的，服得多了增加了寒凉之性，脾胃承受不住，导致脾虚，易生湿生热生寒，给身体带来危害。所以清火药也不应乱服。

　　总之，用药要合理，不要滥用，不要贪多，要遵医嘱服用，只有善于辨证施治，选用高效低毒的药物在必须用药时使用，才能达到药物应该达到的实际意义和目的，也是防湿热伤身的一个重要方面。

本节养生要点提炼

❶ 药物不要乱用，无论是西药、中药还是补药。

❷ 只有对症选药，并选择高效低毒的药物，才是最好的用药准则。并且不乱用药，不伤正气，湿热也不易袭身。

湿热源于脾胃，
健脾养胃可保体内不生湿热

《景岳全书》曰："脾胃为水谷之海，均为五脏六腑之本。"李中梓更是将脾胃称之为"后天之本"，其文曰："一有此身，必资谷气，谷入于胃，洒陈于六腑而气至，和调于五脏而血生，而人资之以为生者也。故曰后天之本在脾。"这体现了脾胃的重要性，是人的健康之本。另外，章虚谷及诸多医典名籍中说："胃为戊土属阳，脾为己土属阴，湿土之气，同类相如。故湿热之邪，始虽外受，终归脾胃也。"所以防治湿热要注意健脾胃。本章就教你如何健脾养胃，防止湿热缠身。

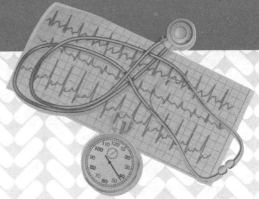

脾胃不虚，
湿热就不能伤人

> ⚜章虚谷："胃为戊土属阳，脾为己土属阴，湿土之气，同类相如。故湿热之邪，始虽外受，终归脾胃也。"所以防治湿热还要注意健脾胃。

"脾胃是生命的根本"，因为脾胃既是人体五脏六腑气机升降的枢纽，也是人体气血生化之源和赖以生存的"水谷之海"。历来有"肾为先天之本，脾为后天之本"的说法，因此，我们说养生要养脾胃。

另外，《黄帝内经·灵枢·百病始生》说，"风雨寒热，不得虚，邪不能独伤人"。外邪伤人，必随人身之气（正）而变。《脾胃论》说："百病皆由脾胃衰而生""治脾胃即可以安五脏"。这是古人对脾胃的认知和科学解释。所以脾胃是维持人体气血充足的源头，一定要保证脾胃功能强健、正气不虚，如此才能保证不招致外邪，维护身体强健。人体湿热的形成，也可以用此理论解释明白。

虽然湿热产生的病因有多种，可以说自然界的所有外邪都可招致湿热症，但脾胃功能状态是湿热产生的决定因素。因为"胃为戊土属阳，脾为己土属阴，湿土之气，同类相如。故湿热之邪，始虽外受，终归脾胃也"。这是中医对湿热源起的最科学解释，说得更明白些就是人如果饮食无忌，喜食生冷，损伤体内阳气，会导致脾胃虚弱，运化不足，湿气积聚，久而化热，再与从外界传导而来的外邪相结合，首先影响脾胃运化功能，导致内湿热产生。反之，脾虚运化无力，又常招致外湿侵犯，一定会伤人身体。所以健脾

脾胃不虚，湿热就不能伤人

养胃，养好"后天之本"，保证体内正气足，保证体内不生湿，就易避免湿热上身。

健脾养胃而避免湿热缠身，要做到以下几点：

饮食有节

《黄帝内经》里面讲"食饮有节"是很重要的一条养生原则，对健养脾胃很有益，平时少吃多餐，饭只吃七分饱；保证各种营养素的均衡供给；早上要吃好，中午要吃饱，晚上要吃少；忌暴饮暴食；注意饮食卫生，保证饮食的清洁、新鲜，合理选择烹饪方式，避免过食煎炸食品，不吃肥甘厚味，对有刺激性的食物要少吃，如此才能保证吃得好，更养生。

必要时断食，吴鞠通在《温病条辩》中指出："阳明温病，下后热退，不可即食，食者必复。周十二时后，缓缓与食，先取清者，勿令饱，饱者必复，复必重也。"这就是说发生热病（湿热伤脾也算）时，要"断不可食"，热退后亦"必须少食"。这样才可能把邪热统统排出体外，否则，热病时大吃大喝，热不易消退，人的病就不易治愈。而稍愈之后，又"大食"，又会使余热不清，旧疾复发。所以有湿热伤脾胃或脾胃有其他热病症状时，要适当断食对养生有益。

另外，家中应备一些解暑化湿、理气和中、健脾益胃的药物，如藿香正气类药物、人参健脾丸、香砂养胃丸、大山楂丸等。这类药物对热天脾胃虚弱、消化不良、食欲缺乏、食少纳呆等症状有改善作用。同时，炎热的夏日里还要喝一些补脾益胃、防暑消食、保胃气的药粥，以达到安度盛夏的目的。

起居有常

熬夜是导致脾胃虚弱、惹火上身的一种常见的不良生活方式。大数湿热伤脾的人都有熬夜、生活不规律的情况。《黄帝内经》中讲"夜卧早起，早睡晚起，必待日光"。就是说一年四季，你根据四季时节有节律地来进行休息、生活，日出而作，日落而息，并且争取每晚10点前睡觉，每夜保证8小时的睡眠，这就有益于保持正气，避免脾胃虚弱而招邪袭身。

优化心情

情志郁闷、忧思困脾，会对脾胃伤害很大。所以生活中我们看那些天天愁眉不展，或者爱发火、爱焦虑的人脾胃都不好。为了不湿热缠身，为了不过早衰亡，还是要注意调节自己的情绪，天天保持有个好心情，脾胃就不虚。

适时运动

生命在于运动，运动对于维护人体健康也是很有益的。每周3～5次慢跑，或其他有氧运动，有助帮助消化，维护身体气血平衡，有益健康。

总之，导致脾胃疾病的原因，中医认为，不外乎饮食不节、寒热不适，或起居不佳、情志不畅、运动不足所致，所以为了安养脾胃，不受湿热侵袭，要做好日常保健工作。上面的建议可参考。

❀本│节│养│生│要│点│提│炼❀

❶ 脾胃是人的"后天之本"，养生先养脾胃，避免湿热缠身也要注意养护脾胃。

❷ 养护脾胃，从日常生活中进行调理，注重饮食，保持起居有常，优化好心情，合理运动对养护脾胃有益。

避免过度思虑伤脾胃，
引湿火上身

> 东垣在《脾胃盛衰论》中说脾胃病"皆先由喜怒悲忧恐，为五贼所伤，而后胃气不行，劳役饮食不节继之，则元气乃伤"。说明精神因素损伤脾胃很严重，避免湿热上身，还要注意情绪，避免伤脾胃。

关于湿热病，寻根问源，无论是先天禀赋不足还是后天失调所致，总能找到脾胃虚弱的病本。所以防治湿热首养脾胃。

我接诊过这样一位女性患者，年龄30岁，已婚4年，没有孩子，因为老公时运不济，再加上双方父母体弱多病，这位患者天天焦虑，浑身不舒服，今天这儿疼，明天那儿疼，干什么都不顺心，意志消沉，一大家子都陷入愁云惨雾中。

又有一回，这患者因二便不畅，且尿黄便溏腹胀来找我。一搭脉，一问诊，脾胃湿热引起的，给她开了健脾胃除湿热的汤药，建议她注意保持好心情，注意饮食卫生。

一听说这话，患者又长吁短叹起来，说自己的家事如何如何，天天心里不舒服。她也知道自己近几年来的确是患了很多"毛病"，全都是自己的"心病"，可就是解脱不了。我劝她想开点，注意保持好心情，她说她明白，也会慢慢调整。

之后再给这位患者看病，努力做到心身同治。时至半年，患者的确淡然了很多，身体也更健康了，之前一些湿热的症状也消失了。

东垣在《脾胃盛衰论》中讲了情绪与脾胃的关系，他说："皆先由喜怒悲忧恐，为五贼所伤，而后胃气不行，劳役饮食不节继之，则元气乃伤。"说明精神因素在内伤病发病过程中起着先导作用，尤其是使脾胃之正气受伤，这种危害是很严重的。三国时期的诸葛亮之所以只活了54岁，就是因为他过于操劳、思虑过度造成不思饮食、脾胃衰弱，最终导致气血生成不足，撒手人寰，让后人留下"出师未捷身先死，长使英雄泪满襟"的慨叹！

在现实生活中，一般人都有某种程度的心理和精神方面的变化，如对孤独生活的疑惑，对家庭或同事的恩怨，对疾病及死亡的恐惧等，这些心理和不良情绪，如果经常出现，则可影响脾胃功能或出现消化系统相关的疾病，如动气后脘腹胀满、疼痛、纳呆等，如果长期脾胃不好，则可能累及其他脏器，导致身体正气不足，待招惹湿热等内外邪时，诸多湿热症会出现。所以防治湿热症时，养好脾胃也要注意情绪问题。

保持良好的心态

首先是要有一颗平常心，有一句话说"你的烦恼，都是你不切实际的希望"，所以别太追求美好，把生活看得平淡些，修炼自己豁达、乐观的生活态度，对周围的人与事能充分理解，遇事能泰然处之，镇静自若，这样才能避免被不良情绪牵制，减少坏情绪对身体的危害。

创造良好的人际环境

每个人都有一种归属的需要，会习惯地把自己视为社会的一员，并希望从团体中得到爱。在一个环境中，我们能够得到别人的友爱、互助、需要，那么充满快乐的人际关系就有利于清除不良心理。所以我们一定要努力"和谐"自己的生活环境，与人相处，以"和"为贵，同时要学会尊重和奉献，学会感恩和真诚，当你真诚地关心别人、帮助别人，无私奉献自己的一片爱心时，你会欣喜地发现，你获得的比你给予的更多。千万不要因为怕别人不高兴而把自己同他人隔绝开来。孤独只会使不良情绪更加严重，伤害人更深。

适当发泄不良情绪

心情不好时不要一直憋着，找个可靠的人，找个可靠的环境，把心里的烦恼说出来。也可以在忧伤时哭泣、读诗词、写日记、看电影、听音乐，这些都是很好的宣泄方式。

另外，要注意有意识地获取成功的体验，这样有助于培养你的信心和乐观心态，更有愉悦的心理感受，有益于培养好心情。

总之，"气为百病之首"，为了保持身体气血平和，一定要注意保持好情绪，避免精神状况不佳久之影响脾胃产生疾病，同样也避免湿热的产生。

本|节|养|生|要|点|提|炼

❶情绪不好会伤脾胃，而脾胃是维持一身正气的基础，所以保持好心情，有助脾胃安健，有助防治湿热袭身。

❷保持好情绪要有方可循，本书提出了保持好心情的诸多方法。

粥食是最好的
健脾胃除湿热补品

粥是很好的补物，尤其是对健脾养胃效果很好，所以煲一些健脾养胃除湿的粥食对养护脾胃、防治脾胃湿热有益。

有一回，一位湿热患者问我："大夫，防治湿热，最好的办法是什么啊？"我说："你经常吃点红豆薏米粥吧！"患者不明就里，我们也来一起了解下。

红豆即赤小豆，性平，味甘酸，健脾止泻，利水消肿，适宜各类型水肿之人，当然也适宜体内湿气重的人，对湿热患者有益。但陶弘景说赤小豆："性逐津液，久食令人枯瘦。"《本草新编》中也讲"赤小豆，可暂用以利水，而不可久用以渗湿"。可见赤小豆渗湿效果很强，入粥中食用，除湿效果很棒。

薏米是常用的中药，又是普遍、常吃的食物，性味甘淡微寒，有利水消肿、健脾去湿、清热排脓等功效，为常用的利水渗湿药。《本草纲目》中讲薏仁"健脾益胃、补肺清热、祛风胜湿、养颜驻容、轻身延年"。它能促进体内血液和水分的新陈代谢，有活血调经止痛、利尿、消水肿的作用。《本草新编》中也讲"薏仁最善利水，不至损耗真阴之气，凡湿盛在下身者，最宜用之，视病之轻重，准用药之多寡，则阴阳不伤，而湿病易去。故凡遇水湿之症，用薏仁一二两为君，而佐之健脾去湿之味，未有不速于奏效者也，倘薄其气味之平和而轻用之，无益也"。这都说明薏仁祛湿热的效果很棒，与同样具有祛湿热的红豆配伍，可以益气、除湿、和中，健脾，清热，对身体很有好处。

　　另外，我们说粥是很好的补物，尤其是对健脾养胃很好，所以老百姓把粥比作"天下第一补物"。在中国四千年有文字记载的历史中，粥的踪影伴随始终，大多数养生专家将粥作为一种很高级的保健品加以推荐，比如南宋著名诗人陆游是食粥养生的推荐者，他认为能粥健脾胃，延年益寿，曾作《粥食》诗一首："世人个个学长年，不悟长年在目前，我得宛丘平易法，只将食粥致神仙。"从而将世人对粥的认识提高到了一个新的境界。

　　下面我们就一起来学几道可以健脾胃除湿热的粥食：

红豆薏米粥		
原料	制作方法	养生功效
红小豆50克，薏米50克，蜂蜜适量。	红小豆、薏米如常法择洗干净，清水浸泡一夜；然后放入砂锅或电饭煲中，加适量水，大火烧开，文火慢煮，至1个半小时，豆烂米熟，即可食用。吃时可调入蜂蜜。	健脾胃，除湿热。对脾胃湿热证及下焦湿热证等都非常有益。并且此粥常吃还能减肥、美容、防癌，是很不错的保健佳品。

绿豆粥		
原料	制作方法	养生功效
绿豆50克、粳米100克。	将绿豆、粳米如常法淘洗干净，加水同煮成粥，随量食用。	绿豆味甘性寒，行十二经脉，具有清热解毒、止渴消暑、利尿润肤之功。粳米煮粥最养人，民间有谚语：粳米煮粥最养人。粳米，其味甘淡，其性平和，每日食用，百吃不厌，是天下第一补人之物。有健脾养胃、补中益气、强壮筋骨、长肌肉、通血脂和五脏、止虚寒泻痢等功效。所以绿豆粥对于防治湿热袭身是很"应景儿"的，要多选择。

小米粥		
原料	制作方法	养生功效
小米50克	小米淘洗干净，入砂锅，加适量水如常法煮粥。	对人来讲，小米是最佳的补益品，从古至今，女性生完孩子大多都要喝小米粥，这是因为小米粥有着极好的补益作用，有代参汤的美誉。《本草纲目》说，小米"治反胃热痢，煮粥食，益丹田，补虚损，开肠胃"。而中医亦讲小米"和胃温中"，认为小米味甘咸，有清热解渴、健胃除湿、和胃安眠等功效，内热者及脾胃虚弱者更适合食用它。所以除治湿热，小米粥不可忘。

以上是我们健脾养胃、防治湿热可选择的粥食，可以健脾胃除湿热的粥谱有很多，可以在日常生活中请教中医师多多选择，但是要注意的是，预防脾胃湿热，粥一定要注意别油腻、生冷和刺激。

另外，喝粥也要注意健康，三餐不能总喝粥，虽然适当喝粥确实有益，但不可顿顿喝。粥属于流食，在营养上与同体积的米饭比要差。且粥"不顶饱"，吃时觉得饱了，但很快又饿了。长此以往，人会因能量和营养摄入不足而营养不良。所以喝粥也要注意均衡营养。将粥煮得稠一些，配个肉菜和素菜，或在两餐之间吃些点心等，都能补充能量。

冰粥并不可取，容易使人体的汗毛孔闭塞，导致代谢废物不易排泄，还有可能影响肠胃功能。

糖尿病人喝粥要适量，粥本身在短期内还容易被身体所吸收，导致血糖迅速升高，或者波动过大。糖尿病患者要适量喝粥，每次一小碗即可，并且喝完粥后要注意适量运动，有益于代谢，避免喝粥导致血糖升高。

胃不好的人少喝，虽然粥健脾胃，但是由于喝粥不用慢慢咀嚼，不能促进可以帮助消化的口腔唾液腺的分泌；而且水含量偏高的粥在进入胃里后，

◇ 粥食是最好的健脾胃除湿热补品 ◇

会起到稀释胃酸的作用，加速胃的膨胀，使胃运动缓慢，这同样不利于消化。因此胃病患者适宜喝粥，但不宜老喝粥，而应选择其他容易消化吸收的饮食，细嚼慢咽，促进消化。

总之，选择正确的粥食是最好、最方便的健脾胃除湿热方法，可以在日常生活中多学习、多选择，本书的粥谱和注意事项也供参考，恰当慎行是防湿热、养生保健的最好选择。

❀本 | 节 | 养 | 生 | 要 | 点 | 提 | 炼❀

❶ 粥养脾胃，同样一些可以祛湿热健脾胃的食材煮成粥来养脾胃，祛湿热对健康很有益。

❷ 学习健脾胃除湿粥食的制作方法、营养功效等。

"藿香薄荷茶"常饮，
脾胃健康则无忧

> ❀藿香《本草述》说它"散寒湿、暑湿、郁热、湿热"。《药品化义》说："藿香，其气芳香，善行胃气……且香能和合五脏，若脾胃不和，用之助胃而进饮食，有理脾开胃之功。"薄荷《中药志》说它能"发表祛湿，和中化浊"等，常饮藿香薄荷茶对防治湿热病症有益。

　　以前有一邻居，广东人，非常懂得养生，经常在家煲一些滋补汤水来服用。因为两家人关系不错，所以我也经常被邀请去他家品尝美味。

　　鉴于自己的职业，在互相沟通中，我也总会将自己的所学和经验与他们交流。大家互相欣赏和帮助，倒也很有趣。

　　有一天，我被请去喝茶，主人家没有像往常一样摆出大红袍、铁观音等香茗，而是早在茶盘中摆好了一壶特制的"藿香薄荷茶"。时值夏季，对于邻居的做法，我很是满意。仅从这茶的内容来看，就知道主人家对于养生是相当有造诣的。

　　大家知道，夏季，由于天热，暑必夹湿，暑湿伤人，必定会引起人的诸多不适。再加上天热人易贪凉，这易使人外感暑热邪，内伤湿浊，寒凉，必定会导致全身身重困倦，暑季胃肠炎，恶心呕吐，大便泄泻，关节酸楚等。而在家中沏一壶"藿香薄荷茶"可是很应景儿的，对健脾胃、防暑湿伤人很有益。

　　因为藿香薄荷茶主料是藿香和薄荷。藿香，性味辛微温，《本草述》说它"散寒湿、暑湿、郁热、湿热"。《药品化义》说："藿香，其气芳香，

"藿香薄荷茶"常饮，脾胃健康则无忧

善行胃气……除秽恶痞闷。且香能和合五脏，若脾胃不和，用之助胃而进饮食，有理脾开胃之功。"而薄荷叶辛凉疏表清热，《中药志》说它能"发表祛湿，和中化浊。治伤暑头痛"等，辅助藿香能清暑、辟秽、化湿。所以夏季，手捧一杯"藿香薄荷茶"，藿香的香气、薄荷的清凉，加上碧绿的茶色，不可不赞叹为夏日里的一件最美饮品。

下面我们就一起来学习几种"藿香薄荷茶"的做法：

藿香薄荷茶		
原料	制作方法	养生功效
藿香、薄荷各6克，茶叶3～5克。	藿香、薄荷淘洗干净，切碎，加茶叶5克，用沸水冲泡10分钟代茶饮。可天天饮用，尤其是夏季和湿热体质者一年四季都可以用。	祛暑、化湿和中，适用于脾胃湿热、头痛、恶寒、身重困倦、流感及轻度中暑患者。

藿香薄荷茶		
原料	制作方法	养生功效
薄荷叶8克，藿香8克，紫苏叶6克，佩兰叶6克。	上述各种材料，淘洗干净，切碎，用沸水冲泡10分钟代茶饮。可天天饮用，尤其是夏季和湿热体质者一年四季都可以用。	对汗出不畅、头重身困、心烦气闷等暑热湿重症状。方中薄荷叶，藿香的养生功效已有介绍，不再一一说明。方中紫苏叶性味辛，除湿、解毒、和气宽中，清头目，中则开胸膈、醒脾胃，宣化痰饮，解郁结而利气滞。佩兰功效解暑化湿，辟秽和中，主治感受暑湿。所以本茶方共奏除热除湿、解毒、和气宽中、理脾胃的作用。暑夏季节或有湿热病症的患者饮用很有益。

除了上述介绍的这些茶饮外，对于暑夏，或是防治湿热症，还可以选用佩兰、藿香、荷叶、薏仁、扁豆、莲子、西瓜皮等具有清热、除烦、祛湿、调畅汗液作用的中草药煎服。

不过需要提醒的是：配制这些除湿除热茶饮，最适宜湿热体质者饮用。但饮用前一定要请教中医师诊断是否对症，否则饮用后不合身体所需，会损人正气，导致诸邪伤身更伤人。所以一定要注意。

❀本|节|养|生|要|点|提|炼❀

❶ 知道藿香薄荷茶是湿热体质者的保健饮品，在暑夏季，保健可以泡此茶代茶饮。

❷ 学习配制藿香薄荷茶，以及它的健脾胃除湿热功效、使用禁忌等知识。

陈皮当调料，
常食脾胃常安

❀李时珍说："橘皮苦能泄能燥，辛能散能和，其治百病，总是取其理气燥湿之功。同补药则补，同泻药则泻，同升药则升，同降药则降。"所以用陈皮入肴，有祛热之功。

可能很多人看过《美丽的大脚》之后，会对山村孩子在张美丽老师的带领下，去城市的车站、垃圾堆捡来橘子皮，洗净煮水给从北京来的夏雨老师喝的情节很是感动。虽然张美丽的做法是为了让山村的碱水变得好喝些，留下夏雨老师，但是橘子皮如果稍加加工，煮水或者当调料，则是很健养脾胃的，还能除湿热，常食可以保证脾胃健康，人也不易受湿热的侵扰。不过大脚是不知道的，在这里我可以教你一招，就是用陈皮当调料来健脾养胃，除湿热。

在中药材中，陈皮是常见的中药材，用干燥成熟的橘子果皮制成。果皮以陈者良，故名。药材分为"陈皮"和"广陈皮"。

陈皮性温，味辛、味苦，入脾经、胃经、肺经，能理气健脾，调中，燥湿，化痰。气味芳香，长于理气，能入脾肺，又能行气宽中，故常用于湿阻中焦、脘腹胀闷、便溏苔腻、便溏泄泻等症。临床运用陈皮多是用其行脾胃之气的作用。所以选择陈皮来作为养护脾胃的药，可以说是很"君子的药"，能和百药，也能和诸多食材一起食用，有意地做些除湿热的食材来健脾除湿热更有用。比如，把陈皮当做调料，或者一味茶饮配料，是很有益的，防治湿热或者湿热体质者应该多用。

下面我们一起来学习几种陈皮入肴，除湿热的方法：

陈皮豆汤		
原料	制作方法	养生功效
陈皮10克，绿豆30克，红小豆30克，冬瓜丁100克。	绿豆、红小豆淘洗干净，泡3小时和陈皮一起入砂锅中，如常法煲至豆熟烂，加入冬瓜丁稍煮至冬瓜熟，吃时调入盐或者蜂蜜均可。	健脾利湿，适宜夏季暑热时饮用。可以清热、败毒，防治湿热病，如面疱、面疮、腹泻等症。

陈皮莲藕老鸭汤		
原料	制作方法	养生功效
老鸭1500克，陈皮10克，莲藕100克。	老鸭处理干净，斩块，入沸水锅中余水，捞出备用；取炖锅，加足够的水，将陈皮、盐、桂皮等香料放进锅内。水沸后，将鸭块放入，如常法煲至鸭子八成熟，放入莲藕，炖至肉烂、藕烂即可食用。	健脾利湿，除湿除烦，防治湿热病，如发烧、食欲缺乏、胸膈满闷等症。

陈皮粥		
原料	制作方法	养生功效
陈皮15克（鲜者加倍），大米50克。	将陈皮水煎取汁，加大米煮为稀粥；或将干陈皮研末，每次取3～5克调入稀粥中服食，每日1剂。	健脾养胃，适用于脾胃气滞、脾胃湿热导致的消化不良、食欲缺乏、恶心呕吐等症，维护脾胃正气，抵制湿热。

以上是陈皮当调料入肴的方法，当然也可以用陈皮与花草茶配伍，方法是陈皮5克左右，然后按自己喜好的花草茶，每次选择不超过三种花草茶即可。常饮脾胃常安，也不会受湿热的困扰。

另外需要提醒的是：如果陈皮能自己制，最好自己制，这样比较卫生和安全。方法是把成熟橘子放温水中洗净外皮，也可以用盐搓一搓，再冲洗净，剥出橘瓣，把皮放在洁净的托盘中晒干，放入洁净干燥容器中储存即可。

还要提醒的是：当夏季或平常湿浊阻中，脾胃气滞，脘腹胀痛，食少便溏者，多与苍术、厚朴、甘草配伍，以燥湿健脾和胃。脾虚水湿不运，肢体水肿，小便不利者，可与茯苓皮、桑白皮、大腹皮等到胳，以健脾利水。

陈皮不宜与半夏、南星同用；不宜与温热香燥药同用。

记住了这些，就能更科学地用陈皮来养生保健了，避免反其道而行之，伤害身体，得不偿失。

本|节|养|生|要|点|提|炼

① 陈皮有祛湿、热，健脾胃作用。

② 学习陈皮入肴健脾胃的食谱制作等。

"藿香正气水"
可作为现代人四季的除湿热保健药

《黄帝内经》里说："故智者之养生也，必顺四时而适寒暑……如是，则辟邪不至，长生久视。"可是现代人已违背四时养生法则，为了避免冬季湿热袭身，用藿香正气水也不足为怪。

有一年冬季，去中医养生界颇有名气的一位朋友家玩，中午留在老友家吃火锅，饭后闲聊，讨论养生问题，很是惬意。大约饭罢两小时，老友主动去屋里取出一瓶"藿香正气水"，仰脖，很痛快地服了下去。问我要不要喝，我连连摆手。因为我对"藿香正气水"的气味实在不敢恭维，不到万不得已，绝不服用。另外一个原因，我觉得药就是药，不能随便喝。

大家都知道藿香正气水多是夏季家庭常备药，藿香正气散（水、丸）处方来源于宋《太平惠民和剂局方【中国药典】》（1990年版）。药物组成有藿香、大腹皮、白芷、紫苏、茯苓、半夏、白术、陈皮、厚朴、桔梗、甘草。功效是解表化湿，理气和中。主治霍乱吐泻、发热恶寒、头痛、胸膈满闷、脘腹疼痛、肠胃型感冒，以及急性胃肠炎，急、慢性结肠炎，荨麻疹，酸中毒，体癣皮炎等。用药禁忌：阴虚火旺者忌服，忌生冷油腻食物。不良反应，本方毒性甚低，但藿香正气水系含40%～50%乙醇液体制剂，故对小儿、妇女、老人及不饮酒的患者，常可引起酒样反应。极少数患者口服藿香正气水后引起过敏性药疹，经停药或用抗过敏处理后症状很快消失。

虽然从上面的内容来看，藿香正气水的毒性不大，对于人们日常保健很有益，但是我对于老友的行为还是不解，问他为什么大冬天服用这个药。老友说："现在这个药，在这个时代应该是一年四季家庭可以常备的。因为现代人已经不会遵循四季的生发收藏来规律生活了。一年四季人们总是怎么痛快怎么来，穿衣戴帽，居住环境，总是逆着正确的养生之道而行，吃的喝的更是湿热袭身导致疾病的祸首。比如烧烤、火锅一年四季都可以被人们随意地搬上餐桌，肥甘厚味是家家户户餐桌上的'主食'。人的脾胃早就被灼热湿腻的食物伤得不轻了。所以如果要想防治湿热症，这藿香正气散（水、丸）也要应人体的需要而选择，而不能拘泥于只有夏季才能服用。尤其是对于湿热体质者，或者受湿热伤害的人，或是正在感受湿热病症痛苦的人，可以在医生的指导下，一年四季家中常备藿香正气散（水、丸），对养生保健有用。"

听了老友的说法，细细品味，很是受用。所以决定回家也给药箱中备些藿香正气水。不过需要提醒朋友们的是，一定要对症。家庭常备是必需的，但是对症服用，则需要请遵医嘱。

另外，藿香正气水除了常备，可以外用，还有一些新用法。下面我们来针对湿热导致的几种疾病，介绍有关藿香正气水的新用法。

冬季吃完火锅、烧烤后保健药

火锅和烧烤多以海鲜、牛羊肉、动物内脏等为主料，并佐以辣、麻辣、油腻、温燥的辅料配伍而成，一般酒水佐餐火锅、烧烤，则是此类饮食最佳搭档。虽然这样的美食组合让人吃得很爽，但是过食肥甘厚味的食物，势必伤害脾胃。所以无论什么季节，哪怕是冬季，吃完火锅、烧烤后，为避免上火，或湿热袭身，可以服用1～2支藿香正气水。当然减少食用此类饮食是比药物更好的保健之道。

暑夏失眠

可服用藿香正气水，每次1支，1日2次，连服10日，疗效显著后再用归脾丸作调理。

也可用藿香正气水数滴，涂擦两侧太阳穴，及后枕部风池穴，在睡前半小时进行，持之以恒，即可见效。

暑夏长痱子

痱子是夏季常见病，若不及时治疗，可引起痱子融合，导致脓疮从而继发感染。用藿香正气水治疗痱子，效果较好。可取藿香正气水1支按比例加凉开水或生理盐水稀释，稀释浓度为：药液与水的比例为1∶2。用药之前先用温水将局部洗净擦干，然后用消毒药棉蘸稀释后的药液涂擦患处，每日2～3次。很管用。

妇女白带过多

白带过多，在临床很多说法是湿热下注，所以用藿香正气水，每次10毫升，1日3次，连用5～7日，对于除湿热、止带也是很有益的。

湿疹

用藿香正气水外涂于皮损处，每日3～5次，连用3～5日。对湿疹性皮炎、婴儿湿疹、阴囊湿疹、带状疱疹、脚气也有效。

肛门湿疹

在每晚临睡前，先将患处洗净，再用棉签蘸取藿香正气水涂搽患处，两周为一个疗程。此法具有良好的燥湿止痒之效。

汗疹

先将患处洗净，然后用棉签蘸取藿香正气水涂搽患处，每日涂搽3～5次。此法具有良好的止痒作用。经常出现汗疹的人，可在洗澡时将藿香正气水兑入洗澡水中用以浸泡身体，以达到预防汗疹的目的。

总之，藿香正气水无论内用还是外用，都可以和湿热挂上钩，所以感兴趣的朋友不妨试试，但一定要注意对症，最好请遵医嘱。如有不适，请停止使用。

❀本│节│养│生│要│点│提│炼❀

❶ 现代人可以一年四季用藿香正气水保健的理由和方法。

❷ 针对诸多湿热证，现代人也可以多样选择和使用藿香正气水来保健。注意要遵医嘱或对症。

"呼"字功养脾胃，

保卫中气不生邪

> 《脾胃论》中讲"内伤脾胃，百病由生……百病皆由脾胃衰而生"，所以健养脾胃可以保证脾胃中气不虚，邪不伤身，湿热不会给人带来影响。"呼"字功可以健养脾胃，保卫中气足而不生邪。

《脾胃论》的作者李东垣认为："内伤脾胃，百病由生……百病皆由脾胃衰而生。"也就是说脾胃功能虚弱，易致邪气伤害，所以脾胃湿热，是因为脾胃虚弱而引起湿邪热邪袭身的结果，所以要养脾胃，避免脾胃虚弱。

我认识一患者，年近40岁，开了一家广告公司，祖籍广西。此人善交际，也因为开公司要拓展人脉，所以经常出入各种饭局。一周有5天都处于醉酒和胡吃海喝的状态。结果公司开了不到三年，惹了一身的不舒服。经常感觉肚子不舒服，咕噜噜叫唤，食欲缺乏，还经常口臭，爱长痤疮，更难为情的是阴部湿疹，还有异味。大便不成形，一到夏季桑拿天，他比谁都表现得难受。后来找我看病，就他说的症状，再加上望闻问切的结果来看，湿热是导致他这些症状的罪魁祸首。

我给他开了以黄芩、干姜、半夏等配伍的方药。另外建议他注意养护脾胃，首先从减少应酬开始，注意健康的生活习惯，避免过度饮酒，少吃肥甘厚味的食物，饮食易清淡，另外要注意多吃点红豆、薏米、莲子等清热利湿的食物。似乎他还有些不甘心，问我还有没有更好的方法。建议他试试练习"六字诀"中的"呼"字功试试，这个功法可以健养脾胃，保证脾胃正气不虚，对防治湿热邪气伤身有益。

湿热源于脾胃，健脾养胃可保体内不生湿热

"呼"字功简介及功法动作

"呼"字功是六字诀中的一节，有养护脾胃的功能。练习方法是：

呼气念"呼"字，足大趾轻轻点地，随即放开。两手掌心向里由冲门穴处起向上提，逐渐变掌心向上至膻中，左手外旋上托至头顶（注意沉肩），同时右手内旋下按至冲门穴处，呼气尽。吸气时，左臂内旋变为掌心向里，从面前下落，同时右臂回旋变掌心向里上穿，两手在胸前相交，左手在外，右手在里，两手内旋下按至腹前，自然垂于体侧。两手重叠，覆于下丹田，稍事休息，再以同样要领右手上托，左手下按做第二次"呼"字功。如此左右手交替共做六次为一遍，调息，恢复预备式。

行功时气的走向

当念"呼"字时，足大趾稍用力，则经气由足大趾内侧之隐白穴起，沿大趾赤白肉际上行，过大都、太白、公孙、内踝上三寸胫骨内侧后缘入三阴交，再上行过膝，由腿内侧经血海、箕门，上而冲门、府舍入腹内，属脾脏，络胃腑，挟行咽部连于舌根，散于舌下。注入心经之脉，随手势高举之形而直达小指尖端之少冲。

治病机理

按照五行相生之顺序，火生土，脾胃属土，应时于四季，开窍于口。所以念"呼"字以修补脾胃。念呼字的气感与念呵字相同的原因也在于此。脾虚、腹胀、腹泻、皮肤水肿、肌肉萎缩、脾胃不和、消化不良、食欲缺乏、便血、女子月经病、四肢疲乏均可练此功治疗。为了加强效果，脾病可用"呼"字功治。心为脾母，若"呼"字练后感到力量不足，可再作"呵"字功，以加强脾胃的消化功能。若由于肝气郁热而引起脾胃失调，则用"嘘"字功平肝后，再用"呵"字功健心，以补脾。

学会用"呼"字功来养生，脾胃就多了一份保障，值得我们认真去学习，修炼。

❀ 本 | 节 | 养 | 生 | 要 | 点 | 提 | 炼 ❀

❶ 知道脾胃功能强、正气足才不至于使湿热邪伤身。

❷ 知道"呼"字功的功法动作等，对防治脾胃虚弱导致湿热伤身的作用和意义。

 # 脾经、胃经上有
除湿热大穴要牢记

❀《黄帝内经》中说："诸湿肿满，皆属于脾胃。"也就是说多数的湿病、腹胀、胃胀等疾病都跟脾胃有关。试试脾经胃经上的健脾胃大穴修正脾胃之气，除湿除热很有益。

有一次和同事们聊天，其中一同事看到一篇医学报告上说："脾胃湿热症是一种临床常见的严重危害人类生活质量的慢性进行性病变，现在这种发病情况呈逐年上升趋势。"同事说："现代人啊，生活富裕了，吃得好了，喝得好了，可是各种富贵病也来了！瞧瞧这报道，说明了什么，就说明了现在人吃得太好了，所以脾胃受伤了，人也不安生了，这脾胃湿热就是富贵病啊！"听了同事的抱怨，我在想：他说得很有道理。

就在这时，进来一位患者，说是近来一直感觉胸闷腹胀，身体发酸发胀，喉咙痛。我给他诊治，旁边的同事又接话了："又一个湿热患者吧！"我把了脉象，看了看患者的舌头，脉濡数，舌苔白厚腻，真是脾胃湿热症。给患者开了方药"甘露清毒丹"，建议患者回去艾灸几个除湿热大穴，辅助治疗。患者一听，很是高兴，似乎这艾灸比吃药还管事，不拿药，也要先让我给他开这"穴位处方"治疗法。

后来我给他开了脾、胃经上的"除湿热要穴大方"，并跟他讲了各穴位的使用方法，患者很高兴地捧着一张药方、一张"穴位大方"回家了。

下面我们也来学学，如何用脾胃经上的养生大穴来养好脾胃，防治湿热。

循经按摩脾、胃经，扶正除邪湿热不生

方法就是找到身体的脾经、胃经，从下到上循经推拿按摩五六遍，尤其是在穴位上要注意稍用力，或借按摩锤敲打使用。

重点使用脾、胃经上的除湿热大穴

方法是借用一张人体经络穴位图，找到脾经和胃经上的祛湿热保健大穴，如"大都穴、太白穴、公孙穴、商丘穴、三阴交穴、阴陵泉穴、承满穴以及关门穴和伏兔穴、阴市穴和内庭穴等，然后用艾条灸这些穴位，每个穴位5～10分钟，隔天一次，坚持半年一个月得到意想不到的好处。

大都穴：归属于脾经，能够健脾和胃，理气化湿，清热解表。在足内侧缘，当足大趾本节（第一跖趾关节）前下方赤白肉际凹陷处。归足太阴脾经。

太白穴：健脾和胃，理气化湿。属于脾经腧穴、原穴。在足内侧缘，当足大趾本节（第一跖趾关节）后下方赤白肉际凹陷处。归足太阴脾经。

公孙穴：健脾和胃，理气化湿。属于脾经络穴；八脉交会穴。在足内侧缘，当第一跖骨基底部的前下方。归足太阴脾经。

商丘穴：健脾和胃，理气化湿。在足内踝前下方凹陷中，当舟骨结节与内踝尖连线的中点处。归足太阴脾经。

三阴交：健脾和胃，调补肝肾，行气活血，疏经通络。小腿内侧，当足内踝尖上3寸，胫骨内侧缘后方。脾经穴。足太阴、少阴、厥阴经交会穴地机。归足太阴脾经。

阴陵泉：健脾利湿，调补肝肾，通利三焦。在小腿内侧，当胫骨内侧后下方凹陷处。属脾经穴。

承满：理气和胃，除胀降逆。在上腹部，脐中上5寸，距前正中线两寸。归足阳明胃经。

关门：健脾和胃，理气化湿，利水止泻。在上腹部，脐中上3寸，距前正中线两寸。归足阳明胃经。

伏兔：温经活络，疏风祛湿，强腰壮肾。在大腿前面，髂前上棘与髌底外侧端的连线上，髌底上6寸。归经足阳明胃经。

阴市穴：温经活络，疏风祛湿。在大腿前面，髂前上棘与髌底外侧端的连线上，髌底上3寸。归经足阳明胃经。

内庭穴：清胃泄热，通络止痛。在足背，当第二、三趾间，趾蹼缘后方赤白肉际处。归足阳明胃经荥穴。

在我们的身体里面蕴藏着调养脾胃的力量。根据《黄帝内经》中经络理论的介绍，脾经、胃经包括其他一些穴位，比如足三里等都是调理脾胃的重要穴位。日常生活中无论是防脾胃虚弱，避免湿热袭身也好，还是防治其他脾胃病也好，都可以运用体内穴位来养护脾胃，防治疾病。

❈本|节|养|生|要|点|提|炼❈

❶ 脾胃湿热可以通过脾经、胃经来调养。

❷ 调理脾胃经来养护脾胃，可以循经按摩脾经、胃经、和艾灸推摩脾经胃经的除湿热大穴，对防治脾胃湿热引起的诸多不适症状有益。

脾胃湿热痘痘多，
"荷叶薏米粥"可"战痘"

> 🌀脾胃湿热，升降失常，湿热结于内，不能下达反而循经上行于颌面，蕴于肌肤，形成痤疮。治疗以健脾利湿，除热为主，"荷叶薏米粥"是战痘名方，可常用。

有一患者，四川人，来找我看病是因为脸上的痘痘。他说因为当地气候湿热，所以，从小他就表现出湿热体质的严重体征，口气重，身体气味大，爱长湿疹，爱困倦。后来从高中开始，脸上开始长痘痘，当地土大夫说是因为胃火大引起的。吃过一些药，不见效。后来考上北京一所高校，脱离了湿热的环境，他自己感觉可能身体会变得好些，结果来到北京后，痘痘依旧，很是烦恼。本来挺帅的一个男孩，可是因为痘痘整天很郁闷。后来在朋友的推荐下找到我。

先从这个人的外观来说，人不胖，但是脸色偏暗，痘痘丛生，脸上油腻、不清爽，像笼罩着一层灰尘的感觉。并且跟他面对面说话，还有些口臭。

问他其他症状，他说经常感觉腹胀，大便黏滞不爽，小便有发热感，尿色发黄；观察舌相，舌质偏红，苔黄腻。看来的确如他所说，湿热体质，湿热痘痘。

其病机理可以这样解释：湿热质之人一般都气血壅盛，气血太盛就会往外走，就出现了痘。而痘又是阳证，一般长在肌肉丰厚的地方，如果热到了一定程度就会腐烂、出脓，因此，作为一种病理产物，痘也是体内多余温热释放的表现。

因此，我给他开了用杏仁、飞滑石、白通草、白蔻仁、竹叶、厚朴、生薏仁、半夏等配伍的处方。水前后服用，可起到清热祛湿的作用。

这样治疗了一个月，这位四川小伙子脸上的痘痘基本痊愈了，只留些疤痕慢慢消。

再次来诊，我建议他不要吃药了，可以回家试试"荷叶薏米粥"，这对防治体质湿热、防治痘痘都很有益。

荷叶薏米粥		
原料	制作方法	养生功效
干荷叶30克，薏米50克。蜂蜜适量。	干荷叶择洗干净，剪碎，薏米淘洗干净，泡两小时。之后将薏米入砂锅加两升水煮至1升，并且保证薏米熟烂，临出锅前15分钟，将荷叶倒入薏米汤中煮，至汤色变得红绿，15分钟后，即可关火，取出荷叶，放温后调入蜂蜜，即可服食。	除湿热，治痘痘，消脂减肥，美化肌肤等。

下面来细说一下这款除湿热治痘方的食材功效。

荷叶是传统药膳中常选用的原料。清热解暑，升发清阳，凉血止血。用于暑热烦渴、暑湿泄泻、脾虚泄泻、血热吐衄、便血崩漏等，近代临床医师常用于减肥和祛痘，看中的也是荷叶祛湿祛热消脂排毒的作用。

薏米是众所周知的除湿热最好的药食两用的食材。也是自古养颜治痘治疣的名方。传说以前有一位大家小姐，脸上长了很多赘疣，多方求治不见好，后来嫁给一个郎中当老婆。在给当郎中的丈夫制造薏仁酒（薏仁、白酒）时，因常偷偷品尝此酒，天长日久，不仅颈部的赘疣不知不觉中消失了，就连脸上的皱纹也没有了，显得十分年轻，后来薏仁酒美容一直流传至今。后来有很多偏方，验方都拿薏仁来做药引子治疗痘痘、面疱等皮肤病。因为薏米性凉，味甘、淡，可以健脾渗湿，除痹止泻，还能治疗水肿、脚气、小便不利、湿痹拘挛、脾虚泄泻等。其美肤悦色之功由来已久，颇受医家和女性的青睐。

所以将荷叶和薏米一起煮粥食用，对清暑利湿，健脾祛湿热，美白，消脂，祛痘都是很有好处的。所以爱美的人以及防治湿热的朋友，不妨多煮此粥食用，以养生养颜。

❀本│节│养│生│要│点│提│炼❀

❶ 脾胃湿热致痘痘，如果你有湿热症状，且兼有痘痘时，考虑湿热导致的痘痘。

❷ 可以借用"荷叶薏米粥"来防治湿热痘痘，并且学习"荷叶薏米粥"的做法及养生功效等。

湿热型肥胖，
"荷叶除湿茶" 塑造你的好身段

湿热型的胖人都很能吃。因为胃有湿热，功能亢进，人的饭量大增，而胃纳过旺，加重脾运化的负担，脾的运化能力减弱，不能将食物营养有效气化掉，易致肥胖。"荷叶除湿茶" 精选三种除湿热减肥有效食材，能很好地助人减肥。

很多人常会有这样的抱怨：原来自己多瘦哇，怎么突然就长这么胖了呢？而在农村一些老人的眼里，胖胖的是健康的标志，比瘦了好。可是真的是这样吗？我们一起来看一下。

我以前在一次交流会上遇到一个年轻的小姑娘，人长得挺漂亮，可是却挺胖，并且脸上油得像涂了很多面霜似的。闲聊时，她说她23岁之前可苗条了，让很多人很羡慕。可是23岁之后，开始发福，半年长了近15公斤。并且超级能吃，脸上的皮肤也开始变得很油起来。除此之外，脸上还经常会长出一些痤疮、粉刺，这让她很烦。用广告中的各种排毒、治痘产品，效果都不是很好，现在也不想管了。

听了女孩的话，感觉出她的无奈，我决定给她诊治一下。舌质偏红，舌苔黄腻，又是一个湿热体质。找到了这个根源，我们对于女孩的肥胖和诸多症状也就不难理解了。

因为一个人体内湿热过盛，面部就会出现油垢，如果清洁不到位，湿热蕴结于皮肤就易长痘、长粉刺。

另外，湿热型的胖人都很能吃。因为胃有湿热，其功能就会亢进，这时人的饭量就会大增，而进食增多，胃纳过旺，就势必加重脾运化的负担，就易使人处于"胃强脾弱"的病理状态。脾的运化能力减弱，吃得又过多，人不能将食物营养有效气化掉，就会停滞在人体内化成脂肪储存起来，而脾的运化功能失调，使得"水湿内停"更加重身体的不适。这样的人看起来肥胖、水肿、笨拙，并且脸色也不好看，晦暗或长痘长疣等。

所以脾虚易致肥胖，湿热型肥胖更是肥胖中比较难治的。要健脾胃，除湿热，还要能消脂。

我给那位小姑娘开了中药处方进行调理。那么对于一般的湿热肥胖者，该如何减肥呢？建议大家，多运动，多吃除湿热的食物，比如薏米、赤小豆、决明子等。另外，也可以服用一款很好用的健脾胃除湿热减肥茶——荷叶除湿茶。制作方法是：

荷叶除湿茶		
原料	制作方法	养生功效
荷叶30克，冬瓜皮15克，决明子5克。	荷叶、冬瓜皮、决明子，择洗干净，同入茶壶中，加入沸水冲泡1分钟，倒掉茶汤，是谓洗茶。接着再冲入沸水，5分钟后即可饮用，温服。	除湿热，健脾胃，减脂，排毒。

在这道减肥茶中，荷叶的减肥效果是很突出的。《本草纲目》《随息居饮食谱》《中国药茶配方大全》等古今药（食）学典籍认为：荷叶具有清心火、平肝火、泻脾火、降肺火以及清热养神、降压利尿等功效。"荷叶减肥，令人瘦劣"，中国自古以来就把荷叶奉为瘦身的良药。目前在医院里，仍让肥胖病人喝荷叶茶。

"荷叶茶主要具有分解脂肪、消除便秘、利尿三种作用，被肥胖所困扰的女性，以及因到中年而考虑预防成人病的人，不妨多饮用一些荷叶茶。荷叶茶是一种食品，而非药类，因此具有无毒、安全的优点。本品不能代替药品。孕妇慎用！

而在这道茶中的另一味食材也是很好的减肥食品——冬瓜皮。冬瓜皮也是宝，其性甘而微寒。冬瓜，产于夏季，从食物的性质来说，冬瓜属性微寒，具有利水化湿的功效。《本草图经》中说冬瓜皮的功用与冬瓜同。所以历代本草也有记载，都说能治肿胀、消热毒、利小便等，是补脾、除湿热、消脂的要药。

决明子具有不错的排毒排油腻功效，近年来多被保健专家推荐为减肥良品。可以清热、降脂、润肠通便，也是减肥很有效的食材。

所以上述三种食材搭配，不仅健脾胃，除湿热，还有消脂减肥的作用，所以此方搭配非常适宜，值得欲减肥的人使用，也适合高脂血症、高血压或暑夏季节防暑降温饮用。

本节养生要点提炼

知道一些肥胖跟脾胃湿热的关系，学会制作适合脾胃湿热所致的"荷叶除湿茶"，了解些茶谱中各种食材的减肥消脂作用。

脾胃湿热致腹痛，

"龟苓膏"来帮忙

> 龟苓膏自古以来就是除湿除热的养生佳品，同时还能旺血生肌、止痛、止瘙痒、去暗疮、润肠通便、养颜提神等，湿热腹痛可选用，但记得一定要自制或用纯天然的药材加工。

有一回一朋友装修，在新房里和工人们一起吃住，倒也称得上用心。可是去了半个月，据说肚子疼了10天，好不容易得空，回来找我来看看，我又不在家。再后来给他打电话，他说已经好了，并且身边还备有"灵丹妙药"。这让我很是奇怪，再三追问，才明白他吃的是"龟苓膏"，是一位朋友从梧州捎给他的，据说很对症、很好用。这样一来，我也不操心了，想必朋友得的是湿热性腹痛，建议他有时间回来再找我来看看。

朋友的事情暂告一段落，我们来说说这龟苓膏，龟苓膏是历史悠久的梧州传统药膳，相传最初是清宫中专供皇帝食用的名贵药物。它主要以名贵的鹰嘴龟和土茯苓为原料，再配生地等药物精制而成。其性温和，不凉不燥，老少皆宜，具有清热去湿，旺血生肌，止痛，止瘙痒，去暗疮，润肠通便，滋阴补肾，养颜提神等功效，因而备受人们喜爱，并畅销中外。

并且龟苓膏还有一个有趣的故事，据说当年诸葛亮带兵南征的时候，驻军在苍梧郡。当时兵将多为北方人，初到南方水土不服，大多数将士上吐下泻，腹痛，没有战斗力。诸葛亮很焦急，找来当地人问个究竟。当地人说，梧州气候湿热、多雾（古称瘴气），于是便献上妙方，以当地特产乌龟、土茯熬汤饮用，诸葛亮令军士一试，果然功效如神，大部分将士均痊愈。此典故正史上没有记载，应为杜撰。不过梧州气候湿热多雾是真，龟苓膏是梧州的民间传统药膳是真，梧州是龟苓膏的原产地当不会假。而早在20世纪40年代开始，梧州已有了龟苓膏的生产经营。

现在市面上有很多品牌的龟苓膏，不过，本人对于超市、商场销售的包装好的果冻型的龟苓膏不是很认同，如果要使用龟苓膏还是最好从药店或者梧州当地选购半成品龟苓膏粉，回来后，自己加工成膏。

也可以自己熬制，不过比较麻烦，但是方法可以公布出来：

家庭版龟苓膏		
原料	制作方法	养生功效
茯苓500克，川银花100克，金钱龟1只（500克左右，只采用龟胸腹部之前腹甲板，因为那里比较柔软，含胶质多，容易熬成膏状），大生地100克，犀牛皮50克，白糖250克。	将茯苓洗净，刨成薄片，生龟宰净去掉肠脏，然后连同犀牛皮、川银花、大生地及水5公斤一起倒入砂锅内，以中火熬煮3小时。待龟肉软烂，骨散碎时，捞去药渣和骨屑。将汤液过滤后，分装在洁净的小碗或酒盅内，或其他模具内，静置冷却，放入冰箱，再次加入适量白糖和蜂蜜即可。	上述成品为半固体，膏状，深褐色，有透明感，润滑清甜，具有去湿、解毒之功能，对辅助治疗脾胃湿热导致的腹痛、胀满等症有益。

在龟苓膏中主要以鹰嘴龟和土茯苓为主要原料。鹰嘴龟是名贵的中药，可清热解毒；土茯苓则可祛湿。除这两种主药外，再配以生地、川银花、犀牛角等，药效加强，能清热解毒、滋阴潜阳、祛湿祛热，保健养颜等。所以只要是对症者皆可服用。记得吃时请教医生，不对症者慎服。

另外，市面上卖的成品果冻型龟苓膏，建议不要食用，避免过多的添加剂给人体带来危害。

❀本|节|养|生|要|点|提|炼❀

❶知道龟苓膏的除湿热原理。

❷知道龟苓膏的家庭版制作方法，知道能养生的龟苓膏，不是市场上卖的果冻型龟苓膏。

脾胃湿热致呕吐，
"黄连茶"除邪不再呕

❀《症因脉治》卷二："湿热呕吐之证，内热烦躁，口臭身热，面目黄肿，满闷恶心，闻谷气即呕。"可以借黄连、藿香的除湿热止烦呕功效，除去湿热止呕吐。

有过呕吐的人，对这种感觉的记忆都会很不舒服。去年夏天，我接诊过一位患者，可谓"受老罪"了。患者因为忙孩子的婚事，在梅雨季节，因一次意外淋雨之后，差不多有一个月的时间都在和恶心呕吐作斗争。并且为此，孩子的婚礼还延期举行了。

患者来找我时，已经瘦得一把骨头了。

给他诊断，问他发病经过、症状之后，再看舌象和脉诊，发现患者脉沉数，舌苔黄腻，舌质红绛。最后确定为湿热呕吐。

脾胃湿热致呕吐，"黄连茶"除邪不再呕

一般出现这种情况的病人，多是由于胃肠积热，又复感湿热之邪而致呕吐。多有内热、满闷恶心等兼症。问过患者的情况，是因为平素身体就是湿热体质，好困倦、好腹胀、大便不成形，有口气等，再加上暑天又淋雨，又因孩子婚事办事应酬多，多食辛辣燥热之品，所以折腾了几个月，人就病倒了。这是很典型的脾胃虚弱、湿热所致的呕吐症。《症因脉治》卷二中说："湿热呕吐之症，内热烦躁，口臭身热，面目黄肿，满闷恶心，闻谷气即呕。"治时宜清湿除热，常用宣降汤，温胆汤加减。在给这个患者开方时，我用了温胆汤去枳实，加黄连、藿香，为患者调理了一周，症状好多了，基本不呕了。

后来，患者来感谢我，问我还要不要再开点药巩固一下，经过检查，发现其身体已无须吃药，不过还是建议他，如果想保健，想防治湿热引起的呕吐，也可以用"黄连茶"来帮忙。

黄连茶		
原料	制作方法	养生功效
黄连5克，竹茹5克。	黄连、竹茹择净，入茶杯中，加入沸水冲泡，当茶饮。	清热燥湿，泻火解毒，可以止呕、止痢，对高热神昏、心火亢盛、心烦不寐等都有益。

黄连，性寒味苦，归心、脾、胃、肝、胆、大肠经。用于湿热内蕴、肠胃湿热、呕吐、泻痢等症。在《本草纲目》中讲"黄连大苦大寒，用之降火燥湿，中病即当止"，这说明了黄连对于治疗脾胃湿热的重要意义。临床中医师应用黄连多采用它的治热燥湿、泻火解毒作用来防治多种疾病，如配黄芩、大黄等，能治湿热内蕴之症。对湿热留恋肠胃，常配合半夏、竹茹；配木香、黄芩、葛根等以治泻痢。此外，黄连还可用于胃火炽盛的中消症，可

配合天花粉、知母、生地等同用。但黄连不宜多用，每次用量，最好控制在2～5克。

竹茹，性微寒，味甘，是清热化痰、除烦止呕的重要药材。临床对痰热咳嗽、胆火挟痰、烦热呕吐、惊悸失眠、中风痰迷、胃热呕吐等很有用。《千金要方》中明确讲了竹茹的清热止呕作用："用于湿热呕吐，可与黄连、半夏、陈皮同用，于胃虚热所致的呕吐或哕逆，可与橘皮、党参、甘草、生姜、大枣同用。"所以在"黄连茶"中我们选择竹茹和黄连配伍，可以共奏祛湿、祛热之内外邪的作用，并且调理肝、脾、胃等，共同防治脾胃湿热导致的呕吐。

所以夏季防治脾胃湿热，或是平常生活中，防治脾胃湿热引导起的呕吐，不妨试试这款"黄连茶"，不过，脾胃虚寒的人则不宜选用。因为这道茶饮中两味药都过于苦寒，过服久服易伤脾胃。胃虚呕恶，脾虚泄泻，五更肾泻，均应慎服。苦燥伤津，阴虚津伤者慎用。

❀本│节│养│生│要│点│提│炼❀

❶ 了解湿热致呕吐的原因和原理。

❷ 知道"黄连茶"的祛湿热止呕意义以及制作方法等，了解黄连茶的饮用禁忌等。

脾胃湿热泄泻，
"加味葛根茶"有帮助

> 《难经》中讲："湿盛成五泄。"不论何种泄泻皆与湿有关。湿热泄泻是指湿为病本，热为病标，临床治疗湿热泄泻，要辨证施治，除湿除热，才能更好地治泻。

泄泻是一个症，它可见于多种病症中，也可单独构成一种病，所以很多医籍中都以"泄泻"命篇名。湿为泄泻的主因，但也要考虑其他因素，比如"春伤于风，夏生飧泄"是湿为病本，风为病标；"暴注下迫，皆属于热"，故湿为病本，热为病标；"澄澈清冷，皆属于寒"，则湿为病本，寒为病标。所以临床治疗泄泻，应多方辨证施治，当究标本，分主次，明缓急，对症开方，才能更好地治疗。

湿热泄泻是泄泻的一个重要病症，是湿热内蕴所致，一般暑夏季节多见。但现在一年季也都可见。

先来看一个例子，2009年夏季，随一帮驴友去五台山，时值暑夏季节，天气闷热，又身在异地，饮食不规律，好几个驴友出现了腹泻的症状。晚上到宾馆，几个不舒服的驴友轮着让我给他们诊治，多数为湿热腹泻。其中一个驴友的症状最为严重，腹泻得厉害，肛门灼热，一天数趟。领队一看患者的情况比较危急，所以要求当晚送当地医院输液治疗，我同意。等把生病的驴友送走，我也带上钱包跑去当地的药店买了一些中药材，煮茶给大家做预防之用，避免队友们再有人倒下。同时，也对几个症状比较轻微的患者起治疗作用。

我去买了葛根、金银花、车前草。回来后，将三种药材合在一起，给大家煮水，当茶饮，防治脾胃湿热引起的腹泻或其他暑湿症的效果相当不错。

因为葛根是治疗湿热泄泻的常用药品，《本草汇言》中讲："葛根，清风寒，净表邪，解肌热，止烦渴。泻胃火之药也。"金代医学家李杲说："干葛，其气轻浮，鼓舞胃气上行，生津液，又解肌热，治脾胃虚弱泄泻圣药也。"并且多种治泄泻的药方中多用葛根，很有名的治泻名方"葛根汤"其组方中的"君"即为葛根。所以湿热泄泻时，选择葛根入药是非常有益的。

而金银花也是除湿热的有效茶饮。它性甘寒气，芳香，甘寒清热而不伤胃，芳香透达又可祛邪。对风热、湿热外邪等效果显著，还善清解血毒，用于各种热性病的防治，效果均佳。

车前草味甘淡，性微寒。归肺经、肝经、肾经、膀胱经。能清热利尿，渗湿止泻、明目、祛痰。

所以上述三味药共用，对湿热症和湿热引起的腹泻、腹痛等有很好的作用和意义。

下面我们一起来看看这款"加味葛根茶"的做法：

加味葛根茶		
原料	制作方法	养生功效
葛根5克，车前草5克，金银花5克。	将上述药材入砂锅中加水1000毫升，煮至500毫升即可起锅，放温饮用。不拘时饮。此为一天的量。如果不方便煮汤，也可以用沸水冲泡，当茶饮，但要注意，坚持一段时间才有效。	热利尿，渗湿止泻。

暑夏季节防治湿热病，可以选择加味葛根茶饮来保健，但要注意，脾胃虚寒的人不宜饮用，否则都是苦寒药，更伤脾胃。

❀本❘节❘养❘生❘要❘点❘提❘炼❀

❶ 知道湿热泄泻的病因症状。

❷ 知道"加味葛根茶"的内容组成及养生有效方法，以及服用这些茶饮后的禁忌等。

湿热嗜睡，
"菊花竹叶茶"清蒙可提神

❀《丹溪心法•中湿》篇中说："脾受湿，沉困无力，怠惰好卧。"因此治疗嗜睡须健脾除湿。"菊花竹叶茶"可帮忙。

嗜睡通俗地讲，就是指一个人特别爱睡觉，无论是白天，还是黑夜，时时欲睡，呼之则醒，醒后又易睡。嗜睡有很多原因，本篇只讲体内湿热过盛，湿热困脾导致的嗜睡症。

先来看一个案例。一年轻小伙子，34岁，身材偏胖，家人带他来看病时，说患者一天24小时，随时让他睡觉都能睡着，哪怕是早饭后不久，上午9点钟，这让家人很是不满。患者自己诉说经常感觉头沉，昏昏沉沉，精神困倦，有时候与别人说话就能睡着觉。当然睡眠不实，很容易醒，然后又想睡。天天如此，让他很是烦躁。求诊之前，患者自觉10多天来小便一直黄赤，大便稀溏，家人见其状态不佳，所以鼓动他来看病。

我给小伙子又细查了一番，除了他本人和他的家人主诉的一些症状外，还有脉象洪大、舌边红、苔黄厚腻。综合起来考虑，为身体素来有湿热，且又遭受暑湿导致，属湿热嗜睡症。我给他开了以苍术、竹叶、陈皮、黄连、党参、藿香等为伍的处方，重在健脾通阳，化浊醒神。效果非常不错，一诊过后，吃了5天药，二诊时症状就好了很多。三诊继续吃了3服药之后，症状基本全消。

和患者聊起此病，他十分不解，不明白脾胃湿热跟嗜睡有什么关系。想必很多读者也想了解此问题，我们一起来学习一下。

在《黄帝内要·灵枢·大惑论》中又说："人之多卧者多，何气使然？岐伯曰此入肠胃大而皮肤湿，而分肉不解焉。肠胃大则胃气留久，皮肤湿则分肉不解，其行迟，夫卫气者，昼日常行于阳，夜行于阴，故阳恻则卧，阴气尽则寐……留于阴也久，其气不清，则欲瞑，故多卧矣。"这些话可以说是对脾胃湿热而导致阴阳失衡，导致嗜睡的一个很全面的推理解释。因为湿热留于肠胃遏阻阳气，流连于阴则多寐，故治疗当以化湿通阳为治疗大法。

在《脾胃论》中说"脾气虚之虚，怠惰嗜卧"，脾虚易生湿，脾受湿困则喜卧。《丹溪心法·中湿》篇中说："脾受湿，沉困无力，怠惰好卧。"

综上所述，湿热导致脾胃受阻，则易嗜睡，而治疗湿热困阻脾胃的嗜睡症，则以健脾除湿为治疗大法。所以给患者开的药方中多以健脾通阳之药，缓解了湿热困阻脾胃的情况，也就治好了患者的嗜睡症。

另外，建议大家的是：湿热导致的嗜睡症，除了有症状时要积极求医，采用健脾通阳、化浊醒神的药方治疗外，平时还要注意积极保健，避免湿热缠身，另外"菊花竹叶茶"也是一个不错的防治此病的好方法。

菊花竹叶茶的做法是：

湿热嗜睡，"菊花竹叶茶"清蒙可提神

菊花竹叶茶		
原料	制作方法	养生功效
竹叶10克，杭白菊１０克。	将竹叶、杭白菊一同放入功夫茶盅中，先注入沸水，浸泡1分钟洗茶，除去尘埃、杂质，然后再注满沸水，泡3～5分钟即可饮用。	除湿、除烦、除热、明目、消炎、美白。

方中所用菊花有养肝、清心、除烦、悦目、芳香化湿、疏风清热等功效，可以防治湿热导致的头目不清，湿热引起的肢体疼痛、困倦等病症。

而竹叶早在古书中记载："竹叶清香透心，微苦，凉气热气俱清……使心经热气分解，主治暑热消渴，胸中热痰，咳逆喘促，皆用为良剂也。又取色青入胆，气清入肺，是以清气分之热，非竹叶不能……"

所以菊花和竹叶配伍，共奏清热除湿、提升脏腑正气、化浊醒神的功效，如果长期将此当茶饮，则除湿热效果颇佳，当然对防治湿热嗜睡症也不在话下。

❀本|节|养|生|要|点|提|炼❀

❶ 湿热嗜睡症的发病原因是湿热留于肠胃遏阻阳气，流连于阴则多寐，故治疗当以化湿通阳为治疗大法。

❷ 知道"菊花竹叶茶"的制作方法，辅助治疗嗜睡症的功效等。

湿热始起伤三焦，
援助三焦正气可赶走湿热

　　三焦是中医藏象学说中一个特有的名词，是上焦、中焦和下焦的合称。三焦是人体元气（原气）升降出入的道路，人体元气是通过三焦而到达五脏六腑和全身各处的。另外，"三焦者，水谷之道路""上焦主纳，中焦主腐熟，下焦主分别清浊、主出"，这说明三焦跟食物的消化、吸收，营养分布等也有重要关系。而在《黄帝内经•灵枢•本输》中讲："三焦者，中渎之腑，水道出焉，属膀胱，是孤之腑也。"说明三焦是人体管理水液的器官，有疏通水道、运行水液的作用。综上所述，三焦功能失常，则会导致诸气虚损，食谷运化失常，水液代谢出现问题，人也易从各方面招致湿热之邪袭身，继而引发湿病。所以养护三焦，是赶走湿热的重要举措。

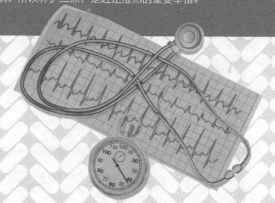

湿热伤身，首伤三焦

🔖 清代医家周学海提出"伏邪皆在膜原"一说。而"膜原"又为三焦之关键和门户，为手少阳所主，其与三焦气机的输布运行密切相关。所以我们说湿热之邪伤人，首伤"膜原"，即首伤三焦。

我们说湿热源于脾胃，因为脾胃的虚弱导致内外湿热之邪侵袭人体，继而发病。但是湿热伤身，首伤"膜原"。

膜原：泛指伏邪在体内潜伏的部位。清代医家周学海提出"伏邪皆在膜原"一说。他认为人感受四时不正之气，变为伏邪潜伏于体内，附着于"膜原"部位。此膜原为广义之膜原，即伏邪在体内潜伏之所。

狭义膜原：为内外交界之地，乃一身之半表半里，居于卫表肌腠之内，五脏六腑之外的膜及膜所围成的空样结构。膜原与肠胃相联系，上连于宗筋。它既是外邪侵入体内的必由途径，又是体内邪气排出体外的必经通路。若正气衰弱，外邪每由膜原入内，进而侵及内部脏腑；若正气恢复，正气鼓邪外出，内邪每经膜原透达于外。

而"膜原"又为三焦之关键和门户，为手少阳所主，其与三焦气机的输布运行密切相关。所以我们说湿热之邪伤人，首伤膜原，即首伤三焦。清代医家薛生白根据湿热阻遏膜原的病理特征，提出"膜原为阳明之半表半里"之说。他在《湿热病篇》自注中讲："膜原者，外通肌肉，内近胃腑，即三焦之门户，实一身之半表半里也。"湿热伏于膜原证，既非阳明里证，又与伤寒之邪传里化热而在足少阳之半表半里证有所区别，根据湿遏热伏的病理特征和湿热秽浊之邪阻遏膜原的症状表现，多近于中焦阳明部位，所以论治湿热，从三焦入手是正确的。

尤其是湿热发病时，从口鼻吸收的外邪，则"邪由上受，直趋中道，故病多归膜原"，即三焦。所以基于此理论，借用三焦养生理念来除去湿热病，则对防治湿热病有很大的作用和意义，需要认真考虑。

另外，三焦是人体元气（原气）升降出入的道路，人体元气是通过三焦而到达五脏六腑和全身各处的。三焦者，还是水谷之道路，上焦主纳，中焦主腐熟，下焦主浊、主出，跟食物的消化、吸收，营养分布等也有重要关系。并且在《黄帝内经·灵枢·本输》中讲："三焦者，中渎之腑，水道出焉，属膀胱，是孤之腑也。"说明三焦是人体管理水液的器官，有疏通水道、运行水液的作用。

综上所述，三焦功能失常，则会导致诸气虚损，食谷运化失常，水液代谢出现问题，人也易从各方面招致湿热之邪袭身，继而引发湿病。所以养护三焦，是赶走湿热的重要举措。在本章中，我们将遵循这一概念，从三焦论治诸多种湿热病的防治与养护，帮你轻松抵制湿热症。

❀本│节│养│生│要│点│提│炼❀

❶知道三焦的功用，是人体元气（原气）升降出入的道路，人体元气是通过三焦而到达五脏六腑和全身各处。

❷三焦还是水谷之道，跟食物的消化、吸收、营养分布等也有重要关系。

❸三焦是人体管理水液的器官，有疏通水道、运行水液的作用。

❹"伏邪皆在膜原"，"膜原"又为三焦之关键和门户，为手少阳所主。所以防湿热，可以从三焦防治养护。

上焦湿热胸口堵，
"郁金汤"可化解

 《本草汇言》中讲："郁金，清气化痰，散淤血之药也。其性轻扬，能散淤滞，顺逆气，上达高巅，善行下焦，心肺肝胃气血火痰郁遏不行者最验，故治胸胃膈痛，两胁胀满，肚腹攻疼，饮食不思等证。"所以对于湿热克制上焦，犯心肺，用"郁金汤"来防治最为有效。

上焦湿热，心肺受迫，会出现胸满闷痛、咳嗽、喘逆且肺部满堵，舌白，脉象浮数按之濡的症状。治疗上焦湿热必须以宣肺为主，肺气得宣则胸满闷堵咳喘等皆愈。

有一患者来找我看病，为了让新来的实习生更好地实践一下，所以让实习生先诊治一番。患者说他近一周不知道怎么了，胸口憋闷得难受，还觉得胸口发紧，隐隐地痛，还有点咳嗽。实习大夫一听，确诊为肺有病，要开化验单给患者去化验。我连忙制止，建议实习大夫在一边记录，观摩诊治。

首先我们想到患者说的症状，应该考虑到心、肺的问题。因为胸满闷痛的原因很复杂，既涉及心，也涉及肺，还涉及其他脏腑或气血问题等。所以不能单一地从肺去论治。还要注意考虑脉象、舌象和外界环境因素等。我让患者吐舌，诊病相，舌白；摸脉，脉象浮数按之有濡，考虑到当时正属暑夏季节，所以可以断定，患者是湿热引起的不适症状，是湿热外邪侵袭上焦而致病。治疗以调心肺为主，祛湿祛热。

给患者开了以石菖蒲、炒栀子、鲜竹叶、牡丹皮、郁金、连翘、灯芯、木通、竹沥、玉枢丹等为主的方药，建议患者每天煎服，一日3次，一周后患者基本痊愈。后来又建议他可以多喝点"郁金汤"来养护保健，尤其是针对夏季湿温、身热不退，以胸腹之热为甚的患者，可以长期适量饮用。

郁金汤		
原料	**制作方法**	**养生功效**
郁金10克。	将郁金冲洗干净，入砂锅中加入水1000毫升，煮至500毫升，过滤药汤，温后加入适量蜂蜜代茶饮用。	除湿、除烦、除热、对热病神昏、癫痫痰闭等症有益。

郁金性寒，味辛、苦，归肝、心、肺经。能解郁开窍，且性寒入心经，能清心热。《本草汇言》中讲："郁金，清气化痰，散淤血之药也。其性轻扬，能散淤滞，顺逆气，上达高巅，善行下焦，心肺肝胃气血火痰郁遏不行者最验，故治胸胃膈痛，两胁胀满，肚腹攻疼，饮食不思等证。"所以对于湿热克制上焦，犯心肺，用"郁金汤"来防治最为有效。因为《本草汇言》中的这段话所述的症状跟湿热犯上焦的症状如出一辙。本方清热利湿，主治湿温病。以湿热酿痰、蒙蔽心包为病机；神志时昏时醒为主证；身热不退，舌苔黄腻，脉濡滑而数为佐证；病在气分（心包）；属湿热证。现代应用：乙脑、流脑、病毒性脑炎、化脓性脑膜炎等均可运用。

需要提醒的是：气血虚而无淤滞及阴虚失血者禁服；孕妇慎服。

🏵本|节|养|生|要|点|提|炼🏵

❶ 知道上焦湿热首犯心肺及出现的症状。

❷ 知道"郁金汤"对上焦湿热症的防治原理及"郁金汤"的做法、饮用方法、禁忌等。

"杏仁霜"常食，
可宣展气机避湿热克三焦

> 🏵《本草纲目》中讲："杏仁能散能降……散风、降气、润燥、消积……"这说明了，杏仁能疏利开通，破壅降逆，对于人的三焦气机通畅，正气的卫护，避免外邪入侵很有益。所以三焦遭遇湿热外邪，可用杏仁霜来防治。

一日和两位同行在一起聊起了宣展气机对于防治三焦湿热的问题。甲说，湿热的形成，首起中焦，因为中焦通联上下，是气机特别是浊气下降的通道。如果中焦气机壅滞，则气机升降失司，浊气不能降，壅滞结聚，形成痰、火、瘀、湿、滞等致病因素，宿食、燥屎等病理产物的堆积，最终导致气机逆乱，邪气、浊气上犯清窍的病机出现变化，成为诸多疾病的发展基础。所以要想防治湿热克三焦的相关病症，宣展气机的治法是必不可少的，当先降浊，欲降浊气，还必须先调阳明胃肠的气机。

听了同行的说法，我非常赞同。这时乙倒是反问了："用什么方法宣展气机最好呢？"我说："热结腑实，泻热通腑必用大黄配枳实。"这是老祖宗总结的话，并且临床常用大承气汤以大黄、枳实为主药。大黄苦寒，色黄气香，长于入中焦、畅利脾气，有泻火、散瘀、活血的作用。枳实辛苦，入脾胃大肠经，能升清降浊，为畅利中焦、调理气机之佳品。因而，大黄、枳实是调理气机防三焦湿热的首选药物。

甲听了似乎不是很满意，他觉得用大黄太过，应该服用温和一点的药物，食疗也可以。乙也这么认为。听他们俩的想法，我则琢磨起来，最后想到"杏仁霜"很合适。

杏仁霜，即杏仁茶，这是由宫廷传入民间的一种风味小吃。在我的记忆中，老北京的杏仁霜是很有名气的，《天桥杂咏》中有一首诗还特意赞美了杏仁霜——"清晨市肆闹喧哗，润肺生津味亦赊。一碗琼浆真适口，香甜莫比杏仁茶。"杏仁茶是将甜杏仁用热水泡，捏去皮，用清水漂净，再加入适量清水和泡发的糯米，如磨豆腐法将带水的杏仁和糯米磨碎，然后过滤去渣，以汁入调、煮熟，加白糖等调服。味道非常香甜可口。尤其是养生功效更是不可小视。

《本草纲目》中讲："杏仁能散能降，故解肌、散风、降气、润燥、消积，治伤损药中用之。"这说明了，杏仁能疏利开通，破壅降逆，对于人的三焦气机通畅，正气的卫护，避免外邪入侵很有益。而湿为阴邪，其性重浊黏腻，且湿与热合，湿热裹结，湿郁热炽，热蒸湿动，遂成弥漫表里，充斥于三焦。以杏仁降气，下气开痹。这样的功用可以保证上焦、中焦、下焦气机顺畅，也是避免湿热侵扰的有效措施。所以选用杏仁霜来通调三焦之气很有益。

下面我们就一起来学学杏仁霜的做法：

"杏仁霜"常食，可宣展气机避湿热克三焦

杏仁霜		
原料	制作方法	养生功效
杏仁200克，糯米100克，冰糖10克	杏仁用清水浸泡10分钟，撕去外面的果皮。糯米淘洗干净后浸泡5～8小时；将泡好的糯米、杏仁一起放入搅拌机内，加入200ml左右的清水，用低速搅打，直到颜色变得奶白。将打好的杏仁茶倒在漏网，过滤好的汁留在汤锅中，加入冰糖，用小火慢慢搅拌至冰糖溶化即可。	宣展气机、保卫正气，可以除湿、除烦，还能美容养颜。

另外，杏仁霜常饮，不仅可以除湿热，还能美白人的肌肤，因为杏仁本身含有大量的各种脂类和微量元素，还有营养物质，它可以很好地使人肌肤润泽而有光泽，同时还有大量的维生素E，可以抗氧化，防止各种因素对面部的损伤，从而可以达到非常好的去斑功效，使人皮肤延缓衰老。自杏仁霜创造以来，便受到众多女性朋友的青睐，像历代王妃，还有红楼梦中的贾母都是杏仁的粉丝，并且民间制作的杏仁霜，有的还加入芝麻、玫瑰、桂花、葡萄干、枸杞子、樱桃、白糖等十余种佐料。色泽艳丽，香味纯正，营养丰富，是滋补益寿的佳品，适合人们选择。

❀本|节|养|生|要|点|提|炼❀

❶ 知道"杏仁霜"对于宣展气机，保证三焦正气足，避免湿热的养生作用。

❷ 知道"杏仁霜"的制作方法等。

"茯苓粥"常吃，
泄下外邪让湿热脱离三焦

> 茯苓具有渗湿利水、健脾和胃、治水肿胀满、痰饮咳逆等功用。对三焦都有利，可养护三焦正气，通利三焦，泄下外邪让湿热脱离三焦。

有一年夏季去湖北参加一个学术研讨会。事后，当地一位老朋友热情地邀请我跟他一起去附近的山村亲戚家玩，我欣然同意。随后，一行人驱车前往一个小山村。住农家院，吃农家饭，饭后在山里转悠转悠，很是惬意。

在农民朋友的热情邀请下，我们来到了一片马尾松林中。原来这是茯苓的种植基地，这让我很是好奇，因为茯苓对于我们中医师来说并不陌生，但接触的大都是加工成小块的茯苓，像这样看见大片种植的还真是第一次。我俯下身，认真地找这稀罕物。只见在松树根部的泥土里埋着一些若隐若现、表皮淡灰棕色或黑褐色、呈瘤状皱缩的家伙，多为不规则的块状、球形、扁形、长圆形或长椭圆形等，大小不一，小者如拳，大者直径20～30厘米，或更大。农民朋友看我们好奇，随即挑选了一个可以收获的，挖出来看了一下，内部白色稍带粉红，由无数菌丝组成。

农民朋友说这样的茯苓还要深加工，才能食用。并承诺第二天给我们煮好吃的茯苓粥，烙好吃的茯苓饼。一听这消息，可是让人振奋，恰好时值暑夏季节，周围的几个人都有点犯暑湿症，这茯苓粥简直来得太是时候了。

第二天一早，起床后，大家就直奔餐桌，果然一大盆香喷喷的茯苓粥在餐桌上摆着呢！旁边还有烙得金黄和润白相间的茯苓饼，一看就让人很有食欲。舀起一碗粥，夹起一块茯苓饼，配着当地特有的小菜，简直是一绝。

大家吃着饭，互相聊起来。朋友问这家的主人，知道这茯苓有什么作用吗？主人家答："当然知道，我们这儿的人都称它为'四时神药'，据说不分四季，将它与各种药物配伍，不管寒、温、风、湿诸疾，都能发挥其独特功效。尤其是人家说茯苓具有利水渗湿、益脾和胃、宁心安神的作用。所以每年夏季，我们这儿的人都会煲茯苓粥、汤食用，个个平安度夏。"听了主人的介绍，我们很是惊讶，相当厉害，他说出了茯苓最基本的养生功用。真是一方水土养一方人，再看看这当地居民，个个皮肤光溜，虽然被太阳晒得黑，但是看起来个个健康，皮肤润滑，据说这村里还有不少90多岁的老人呢。看来和这茯苓的食用是不无关系的。

《用药心法》中讲"白茯苓，淡能利窍，甘以助阳，除湿之圣药也。味甘平补阳，益脾逐水，生津导气"。而在《黄帝内经》中则说"饮食入胃，游溢精气，上输于肺，通调水道，下输膀胱。观此，则知淡渗之药，俱皆上行而后下降，非直下行也。小便多，其源亦异"。在《药品化义》中讲"白白茯苓，味独甘淡，甘则能补，淡则能渗，甘淡属土，用补脾阴，土旺生金，兼益肺气。主治脾胃不和，泄泻腹胀，胸胁逆气，忧思烦满，胎气少安，魂魄惊跳，膈间痰气。盖甘补则脾脏受益，中气既和，则津液自生，口焦舌干烦渴亦解。又治下部湿热，淋病水肿，便溺黄赤，腰脐不利，停蓄邪水。盖淡渗则膀胱得养，肾气既旺，则腰脐间血自利，津道流行，益肺于上源，补脾于中部，令脾肺之气从上顺下，通调水道，以输膀胱，故小便多而能止，涩而能利"。从这些古典名句中，我们得知茯苓有利水逐湿的作用，对三焦都有利，比如益脾，生津润肺，还能通调水道、输利膀胱等，都很有益。

我们说三焦湿热源于内外邪气的干扰，所以常吃茯苓养护三焦，维护正气，卸下邪气，可以避免三焦湿热。

如果是家庭制作"茯苓粥"，则可以这样操作：

湿热始起伤三焦，援助三焦正气可赶走湿热

茯苓粥		
原料	制作方法	养生功效
粳米100克，茯苓15克。	先将淘洗干净的粳米入锅，加入白茯苓粉和水1000毫升，用旺火烧开，再转用文火熬煮成稀粥，加入味精、精盐和胡椒粉即成。如果喜欢吃甜粥的朋友，放糖或蜂蜜也可以。	养护三焦，泄下外邪，防治三焦湿热。还能美容养颜、安神助眠、防病防癌等。

　　茯苓粥一般人都能食用，具有很好的养生保健效果。但是阴虚而无湿热、虚寒滑精、气虚下陷者要慎服。

　　另外，把白茯苓磨成粉，调入蜂蜜、牛奶等，作为面膜来使用，可以美白、润泽肌肤、淡斑、延缓衰老，有兴趣的朋友不妨试试。

❀本|节|养|生|要|点|提|炼❀

❶ 知道"茯苓粥"有渗湿利水，健脾和胃的养生作用。

❷ 知道"茯苓粥"的制作方法等。

"嘻"字功常用，
除三焦湿热很给力

> ❋ "嘻字功"翻转阴阳，激动气势的流动，所以上下通调，有益于三焦气机通畅，避免外邪，除湿除热很给力。

　　我有一个很有趣的熟人，算是半路混进养生圈的人吧。因为这人原是做机电站管理的，后来认识了一位非常热爱养生的老同志，所以也开始研究和学习起中医养生之法来，再后来，单位可以提前退休，他也乐得清闲，直接退了，天天"钻研"起养生来。

　　有一回他告诉我，他正在研究"六字诀"养生法，我没太在意，不过他自己练习得不亦乐乎。至于练习得怎么样，我也没问过他，也就不了了之。

　　一年暑假，这位老熟人出现了一些不舒服的症状，头重如裹，胸闷难受，肢体困重，大便不爽，小便短赤。来找我看病，我给他诊治了一番，苔灰白黄腻，脉濡缓，诊治完毕，告诉他这病属于湿热病，并且属于三焦都有湿热，应该通利三焦，除湿除热，才能解决问题。他一听我这么说，来劲了，要自己治，被我拒绝，给他开了方，让他抓了药，然后再来找我。他还不错，抓了药，又跑回来找我："药，我抓了，你再告诉我点小方法，给我调理一下。"看着他的言行，我忍俊不禁，想想，问他"六字诀"练习得怎么样了，他说还凑合。我说那你就在吃我这药的同时再练习"嘻字功"吧。

　　他问为什么，我说："你练习了这'六字诀'，你不知道这'嘻字功'是做什么用的啊。"他说："养三焦。"我说："对了，抓紧回家练习，动作要规范！"后来他回家"谨遵医嘱"，吃药练功，身体很快恢复了。

三焦主相火，为六腑中最大的腑，其根在命门，与各脏腑经络的关系极为密切，是全身通调气机和水湿的通道。如果三焦出了问题，那么水液代谢或通调气机都不利，而"嘻字功"可以以意领气，翻转阴阳则激动气势之流动，能上下通调，三焦气机通畅，内因外邪不可扰，人也就更健康，湿热等外邪也不易生。所以三焦有病，可以练习"嘻字功"来解决。

"嘻"字功简介及功法动作

"嘻"字功是"六字诀"养生功法中的一节，是用来调理三焦的。练习方法是：

嘻，读（xī）。口形为两唇微启，舌稍后缩，舌尖向下。有喜笑自得之貌。呼气念嘻字，足四、五趾点地。两手自体侧抬起如捧物状，过腹至两乳平，两臂外旋翻转手心向外，并向头部托举，两手心转向上，指尖相对。吸气时五指分开，由头部循身体两侧缓缓落下并以意引气至足四趾端。重复六次，调息。

行功时气的走向

读嘻字时，以意领气，由足窍阴、至阴上踝入膀胱经，由小腹处上升，历络下、中、上三焦至胸中，转注心包经，由天池、天泉而曲泽、大陵至劳宫穴，别入三焦经。吸气时即由手第四指端关冲穴起沿手臂上升贯肘至肩，走肩井之后，前入缺盆注胸中联络三焦。上行之支穿耳部至耳前，出额角下行至面颊，流注胆经，由风池、渊腋、日月、环跳下至足窍阴穴。简而言之，意领时，由下而上，再由上而下复归于胆腑。

治病机理

三焦经主气，"三焦之脉合于足太阳"。三焦为手少阳，胆为足少阳，同声相应，同气相求，练习"嘻字功"时，可以翻转阴阳则激动气势之流动，所以上下通调，气机通畅，三焦主气，道理在此。"嘻"字功可治由三焦不畅而引起的眩晕、耳鸣、喉痛、胸腹胀闷、小便不利等疾患。

不光是湿热症，一般三焦病都可练习"嘻"字功养护三焦，捍卫三焦正气，解三焦诸多邪气和病患。可以多选用，并且男女老少皆宜。

❃本│节│养│生│要│点│提│炼❃

❶ 知道"嘻"字功对于养护三焦的作用和机理。

❷ 知道"嘻"字功的练习方法等。

"胸腹按摩操"，
可扶正三焦正气狙湿热

❀《难经·六十六难》中说："三焦者，元气之别使也，主通行三气，经历于五脏六腑。"也就是说三气就是真营卫三气。三焦穿插在所有机体组织之中，能经历于五脏六腑，调节整个生命活动。所以"胸腹按摩操"，可扶正三焦正气狙湿热。

小可是湿热体质，尤其是一入夏，就浑身不舒服，最让她难受的是大便不成形，因为肚子不舒服，小可天天要在办公室如厕，并且办公室的厕所不隔音，这让她颇为尴尬，甚至严重影响到小可的工作心态。实在没有办法忍耐时，她来找我调理。

给她诊断一下，是湿热侵袭三焦导致的大便溏泄，建议她吃点健脾胃、祛湿祛热的药。另外建议她在吃药治疗后，平常注意饮食均衡，少食多餐，不过食辛辣、生冷、肥甘厚腻的食物。还可以配合"胸腹按摩操"来扶正三焦正气，狙击湿热。

三焦在人体的作用就如宇宙在万物中的作用。万物依赖宇宙提供的这个大环境生存发展，获取阳光、雨露和空气，又把垃圾、废物排放到这个环境中去。而人体细胞也从三焦中获取营养，把废物排入三焦，再由三焦排出人体。所以如果三焦功能正常，正气不虚，那么人从三焦吸收营养或通过三焦排出废物，就没有问题。而一旦三焦出了问题，那么就会导致诸邪生存于三焦之中，所以，《黄帝内经·素问·皮部论》中说："邪客于皮则腠理开，开则邪入客于络脉。络脉满则注于经脉，经脉满则入舍于腑脏也。"这说明，三焦出了问题，邪气先在三焦停滞，如果不积极养护，邪会深入，给身体带来更大的伤害，比如水液代谢失常，气血升降失常，水谷精微的输布和消化吸收失常，人就易出现多种疾病。其中生理、病理产物都有，成分复杂。若是其中水分太多，就形成水肿；气体太多，就形成气肿；废物太多，就结为痰湿淤血等，就症状来说，有便溏、便秘、恶心、呕吐、气喘、水肿等，所以捍卫三焦正气，养护三焦正气，就是防治三焦湿热继而出现诸多不适症状的关键，而"胸腹按摩操"则很有益。

"胸腹按摩操"的准备工作

选仰卧位。

取穴：整个胸腹部。重点选择穴位为天突、华盖、膻中、中脘、下脘、气海、关元、天枢、大横等穴以及相应部位。

手法：一指禅推法、大鱼际揉法、偏锋推法、指按法、掌跟揉法、摩法、振法、分推法等。

胸腹按摩操的动作操作

1.选择上面的穴位，沿从上到下的方法用一指禅推发按摩穴位，每穴按摩半分钟。由上而下往返数次，重点为檀中、中腕、气海、关元。

2.大鱼际揉法施于胃脘及整个腹部，以中腕、天枢、关元等穴为重点，可以用一指禅推法进行按摩，也可以沿着升结肠—横结肠—降结肠作顺时针或逆时针方向移动。这三种操作每种操作进行5分钟。

3.揉腹部：以全掌或掌跟，揉胸部、胃脘部至少腹部，重点揉中腕、气海、关元等穴，以发热发红为度。

4.以全掌或掌心或掌跟在腹部顺时针或逆时针方向做环行有节律的摩动；然后再分三段，胸部、胃脘部、下腹部振动各5分钟。

"胸腹按摩操"的养生功效

胸腹部是三焦居所，也是其他脏腑的居所，三焦穿插在所有机体组织之中，所以能经历于五脏六腑，调节整个生命活动。对胸腹部按摩，相当于给三焦一个全面的养护，能保证气血运行正常，保证水液代谢通畅，可以避免湿热袭身，所以对于防治三焦湿热可以多按摩胸腹，多做做胸腹按摩操。对健康有益。

不过，需要提醒的是：如果三焦湿热伴有胸腹部炎症时，或有急腹症时，暂停使用此方法，避免引发弥漫性腹部感染，给身体带来不适。

本|节|养|生|要|点|提|炼

❶ 知道"胸腹按摩操"的练习方法。

❷ 知道"胸腹按摩操"的养生功效，扶助三焦正气，抵制湿热侵袭。

❸ 知道"胸腹按摩操"的使用禁忌等。

三焦经是三焦的守护神，
用好了，可阻湿热入侵

❀三焦经是养护三焦最合适的身体大药，主动循经按摩三焦经，可以起到全面养护三焦的作用，可以维持三焦正气，抵制外邪避免湿热伤身。

三焦是六腑之一，主要有三大功能：运化水谷精微；通调全身水道；调整全身气化。如果三焦"气机失调"，则三焦功能失常，上、中、下三焦的气血失衡，各脏腑也易被外邪侵扰，出现这种情况人就要生病。所以只有保证三焦之气不失偏颇，三焦功能正常，人们的健康才可得以维持，湿热等诸外邪也不易侵袭人体，人才不易得病。

要想三焦不虚，功能正常，维护身体健康，不生湿热，就要相应地对三焦进行调理。前面我们用了"嘻字功"，还用了"胸腹按摩操"来养护三焦正气，那么在这里我们还可以选用身体的三焦养护神——三焦经来养护。并且此方法是很简单的方法，可以试试以下操作。

准备工作

准备一个安静的时间；准备一套艾灸工具或一套拔罐工具。参照手少阳三焦经图在身体上找到此经及所有穴位；洗净双手，穿着宽松舒适的衣服，来进行后面的按摩或其他经穴操作。手少阳三焦经如下图所示：

三焦经是三焦的守护神，用好了，可阻湿热入侵

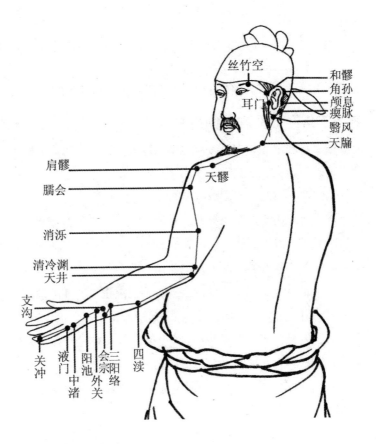

循三焦经按摩的方法

在身体上找到三焦经的循经"路线"，起始于第四指（无名指、小指次指）之末端，上行出于第四、五掌骨之间，沿手背到达腕关节背部，再向上行于前臂外侧尺桡骨（臂外两骨）之间，穿过肘关节部，沿上臂外侧上行至肩关节部，与足少阳胆经交叉走其后面，进入锁骨上窝（缺盆），散布于胸腔之中部（膻中），散络于心包，下行穿过膈肌，从胸至腹属于上、中、下三焦本腑。它的支脉是从胸腔中部分出，上行出于锁骨上窝（缺盆），再上颈部，联系于耳郭后面，直行向上出于耳郭上角，自此弯曲向下到面颊部再至眼眶下部。它的又一分支是从耳郭后面进入耳中，再

出走于耳郭前面。经过客主人穴所在部，向前交叉于面颊部，到达外眼角（目锐眦），接于足少阳胆经。

通过从最底端的起始位置向上循经按摩，上下各3遍，共6遍。

刺激三焦经上重点穴位的方法

三焦经上有除湿热的大穴，此时如拔罐或者艾灸，效果很好。

选穴：外关、支沟、会宗、三阳络、四渎。

配穴：关冲、液门、肩髎等。

拔罐法：自己用真穴罐来操作，在每个穴位上进行拔罐操作。如果有人帮忙，可用活罐，效果更佳。

艾灸法：将艾条点燃，每个穴位灸15分钟。

通过上面的操作，可以疏经活络，养护三焦正气，还能散风清热，清泄三焦，疏通少阳，对防治三焦湿热症很有益。

手少阳三焦经，流注时辰为晚上9点至11点（亥时），为人体血气运行的要道，上肢的痹症以及人体水道不利的水肿病，都是三焦经主治的病。可以在晚上9点至11点（亥时），进行上述的经穴养生方法操作，更有益于健康养生。

❀本|节|养|生|要|点|提|炼❀

❶ 知道三焦经是养护三焦的人自身的"大药田"。

❷ 知道循经按摩三焦经的养生方法和艾灸或拔罐三焦经穴，可以防治三焦经湿热症。

"清湿热三君子汤"
可除三焦湿热除头痛

《兰室秘藏·头痛门》："心烦头痛者，病在膈中，过在手巨阳、少阴，乃湿热头痛也。"治以清热化湿为主，所以选用"清湿热三君子汤"可除三焦湿热治头痛。

一日和徒弟讨论湿热头痛的问题。她说，头痛因于湿热蒙蔽清窍所致，那治疗是不是就应该从除三焦湿热来治疗。我听她这么说后，很是肯定地告诉她，"的确如此"。在《兰室秘藏·头痛门》："心烦头痛者，病在膈中，过在手巨阳、少阴，乃湿热头痛也。"这说明湿热头痛跟三焦关系密切，所以治以通利三焦，清热化湿为主。

"那该怎么治呢？"徒弟又问。

我说古书上有记载："湿热头痛者，湿与热合，交蒸互郁，其气上行，与清阳之气相搏，则作痛也。东垣云：诸湿热头痛，清空膏主之。又云：湿热在头而头痛者，必用苦吐之，或用搐鼻药。"当然这是从所学的医学典籍中背诵下来的，但这些，如果是学医的人就一定要记住。所以又告诉徒弟，所谓的清空膏、红豆散以及和搐鼻散等，都是有方可依的。如："清空膏"的组成是羌活防风（各一两）柴胡（七钱）川芎（五钱）炙草（一两半）黄连（一两，炒）黄芩（三两，一半酒制，一半炒）上为细末，每服二钱，入茶少许，汤调如膏，抹在口内，少用白汤送下，临卧。可以治风湿热头痛，上壅损目，及脑痛年深不止。

搐鼻散：用青黛、石膏、芒硝、郁金、薄荷、牙皂上为末搐鼻。通窍，祛闷湿，可除头痛。

红豆散：红豆（十粒）、麻黄、瓜蒂（各五分）、连翘、羌活（各三钱，烧）上为末搐鼻。

上面的这三种方法，有服用，有外抹，效果都很好。但是如果是日常自家保健，防治湿热头痛，则不宜使用这个方法，因为太麻烦，可以自配"清湿热三君子汤"来保健、养生，效果不错。

清湿热三君子汤		
原料	制作方法	养生功效
桑白皮10克，薏米10克，甘草5克。	将上述三味药材，择洗干净，入砂锅加2000毫升水煎至1000毫升，即可温服。	除三焦湿热，清窍除蒙，治湿热头痛。

在此方中，桑白皮，有泻肺平喘、利水消肿、平肝清火的作用，对湿热非常有益。在《名医别录》中讲其"无毒。主去肺中水气，止唾血、热渴、水肿、腹满、胪胀，利水道……还能补虚益气"……是可补可宣可利可祛邪于一体的良药。

而薏米是常用的除湿热、健脾胃良药，我们前面的某些养生方法中也多有提到，性味甘淡微寒，有利水消肿、健脾去湿、舒筋除痹、清热排脓等功效，在本方中应用，重在利水渗湿药，养护三焦。

而甘草，《药品化义》中讲，甘草，生用则气平，补脾胃不足，而大泻心火，还主散表邪，消痈肿，利咽痛，解百药毒，除胃积热，去尿管痛，此甘凉除热之力也。所以也是除湿热的妙药，还是清利上焦，祛除湿热蒙窍的良药，所以选择本方，很益于防治湿热头痛。

综上所述，三药共奏养护三焦，除湿除热，清蒙利窍，治湿热头痛的作用。对症者选择非常合适，但是需要提醒的是，头痛病因比较复杂，如果选用此方，一定要去请教中医师辨证选用，或遵医嘱。

本|节|养|生|要|点|提|炼

1. 知道临床对于三焦湿热导致的头痛有一个正确的理解和相关处方的学习。

2. 知道自配清湿热三君子汤的方法，了解此汤的养生防治疾病的作用。还要知道辨证选择。

"青蒿汤"退热效果棒，
是最廉价的除湿热药

吴鞠通说："汗出热不退者，非风即湿。诊得脉来弦细拉濡，少阳脉本弦细，濡主湿。苔薄腻，此湿邪犯三焦，阻碍卫阳运行。所以寒热体痛。"

很多人对湿热的一些症状很是不理解，所以应该好好地系统学习一番。

有一回患者老陈来找我看病，说身体发烫，老伴跟他睡一张床上，都不敢碰他。他自己感觉也不太舒服，头痛体疼，胸闷、腹胀，口不思渴。总之身体就是不舒服。

听了老陈的话，我想：可能和湿热体热有关。随即脉诊和舌诊，发现他脉来弦细拉濡，舌苔薄腻，综合评价，是湿邪犯三焦，阻碍卫阳运行。因为我诊病时，旁边有几位实习生，有一个很不明白地问我："老师，怎么确诊病人的这种症状啊！"我说，你过后可以看看吴鞠通的一段话，即"汗出热不退者，非风即湿。诊得脉来弦细拉濡，少阳脉本弦细，濡主湿。苔薄腻，此湿邪犯三焦，阻碍卫阳运行。所以寒热体痛"。看明白了这些，你再来想我今天给病人看病的情况，就不难理解了。

而对于老陈的病，最好的治法就是宜宣化淡渗，用"三仁汤"来治疗，本方剂对于治整天或午后发热者都很适应，可以说是一个名方。方药组成是：苦杏仁、白蔻仁、生薏仁、白通丝、飞滑石、炒川朴、制半夏、淡竹叶等。给老陈开好药，他走后，实习生又问我："老师，如果平常预防或保健治疗湿热三焦导致的发热该怎么治呢？"

我想了想，告诉他可以用"青蒿汤"。

青蒿是一种廉价的抗湿热药。《重庆堂随笔》中讲："青蒿，专解湿热，而气芳香，故为湿温疫疠要药。"《滇南本草》中也讲："去湿热……治痰火嘈杂眩晕，利小便，凉血……退五种劳热，发烧怕冷。"并且在《本草图经》中讲："青蒿，治骨蒸劳热为最，古方多单用之。"所以用青蒿汤来治疗三焦湿热导致的身体发热是很好的。

青蒿无须特意准备，一般乡村都可采之。还有不少地方采青蒿嫩叶来做菜佐餐食用。尤其是一般湿热发热多在夏季，这是青蒿生长最丰茂的季节。可以随意选择。

青蒿汤的制作方法是：

"青蒿汤"退热效果棒，是最廉价的除湿热药

青蒿汤		
原料	制作方法	养生功效
青蒿100克，如无鲜品，可选择干品50克即可	青蒿先择洗干净，放入砂锅，加入2000毫升水，微火煮至青蒿汤1000毫升即可。放温后服。也可以沏茶当茶水喝，可以经常饮用。	养护三焦，除蒸、除湿热、退黄疸，是很好用的除湿热发热药。

　　任何养生良方都要注意对症，"青蒿汤"也不例外，虽然廉价、易得，但也不是人人适宜，在服用时，一定要请中医师辨证，谨遵医嘱。另外，《本草经疏》中也讲，产后血虚，内寒作泻，及饮食停滞泄泻者，勿用。所以一定要注意对症，避免不适者任意使用，导致疾病更严重。

　　对于一般的健康人来说，夏季如果暑热过重，可以适当采些青蒿来煮汤或入肴，对防治暑热伤身是有益的。但一旦出现不适，要尽快停止，或食用前求医生辨证。

❀本|节|养|生|要|点|提|炼❀

❶ 知道三焦湿热导致发热的病因和诊断方法。

❷ 知道"青蒿汤"的配制、使用和禁忌等。

❀ 湿热始起伤三焦，援助三焦正气可赶走湿热 ❀

常饮一杯"加味薄荷饮"
治三焦湿热易困乏

❀加味薄荷茶醒神醒脾，振奋人精神，且除湿除热，通利三焦湿热之气。与青蒿同饮，可以加倍除湿除热效果。对三焦湿热易困乏的人群尤其适用。

很多人，尤其是一些胖人，还有湿热体质人的会经常抱怨，浑身没力气，到家就想躺在床上或沙发上，即使看着，着急什么事情没做，也懒得动。其实，这种情况对于这类人群来说是无可厚非的，因为这是他们本身的身体状况导致的。但是如果不舒服，知道有毛病，应该积极调理，如果置之不理，任事情任意发展，是不应该的，也是对自己不负责任的，需要批评。

我一学生最近告诉我一件事。她的一个女同学，婚后就像变了一个人。原来很明媚有活力的女孩现在婚后真的成了"老太婆"。虽然我这个学生和她的那个同学同岁，可是两人看起来相差了六七岁。

学生告诉我，她的同学经常跟她抱怨，自己浑身没劲，经常拉肚子，天到晚就想躺着，房子也不想收拾，饭也不想做，孩子也不想带，自己的身体也一天比一天胖。脸上还时不时地冒出些小痘痘，更要命的是，老公现在看她一副懒洋洋的样子就心烦，家里也经常火药味不断，反正她自己的感觉就是自己变懒了，什么事情都不想做，一点精神都没有，根本就不想活了。

我的学生听到她的同学说这些，很是着急，想着法把她的同学往外哄，带她去打球、爬山、跳舞，还四处请教专家给她调理。

看到自己的学生如此热心和认真，我也很想帮帮她的同学。

所以让我的学生把她的同学带到我这儿来。

初见患者，的确是"胖乎乎的"，虽然说才33岁，但是看起来像40岁的人，观面相，油光满面，夹杂着不少痘痘，皮肤晦暗，她自述无力气，这是最大的烦恼，并且大便不成形，小便又短赤，感觉排不出去。脉诊、舌诊后，发现她脉来弦濡，舌苔薄腻，是湿邪犯三焦所致。治疗同样还是通利三焦、醒脾胃、除湿热，兼补益气等。

另外，我告诉患者，平常如果觉得自己不舒服的时候，尤其是觉得自己困乏的时候，可以试试给自己泡杯"加味薄荷茶"来醒神健脾，除湿热。方法是：

加味薄荷茶		
原料	**制作方法**	**养生功效**
青蒿15克，薄荷5克。	上药放入茶杯内，冲入开水，加盖闷泡15分钟，待冷后代茶饮用。每日1剂，分数次饮服。可长期饮用。	除湿热、解暑、减肥、消脂、醒神、镇静精神。

薄荷有特殊香味，可镇静紧张情绪、提神解郁、疏散风热、清利头目、疏肝解郁等，还能除胃胀气或消化不良以舒解喉部不适，有助开胃、消化，可缓和胃痛及头痛，并促进新陈代谢，消除口臭，解酒醒酒；有增强体力、镇静作用。如果是湿热体质者使用，可以除湿热除烦，醒脑。与青蒿配伍，则清湿热的功效加倍，治疗三焦湿热有益。但是其药性寒凉，故寒凉体质的人不宜喝太多。此茶最适宜做湿热体质者的保健茶，也可作为夏季防暑降温的保健茶。

❀本|节|养|生|要|点|提|炼❀

① 知道三焦湿热导致困乏的原因和症状。

② 知道"加味薄荷茶"的配制、功用、使用方法和禁忌等。

湿热盗汗，
可用"野外三宝汤"来帮忙

❀ "野外三宝汤"即用桑叶、竹叶和蒲公英组成，全方清理三焦湿热，修补正气，可有效治疗湿热盗汗。

　　曾经治疗过这样一位患者，男，43岁，间断性发盗汗五年，每逢阴雨天或闷热天即感夜间睡中汗出，醒后方止。入院前半月开始，患者盗汗症再次发作，且日益加剧。患者及家人述说，患者睡中汗出如浴，浸湿衣褥，每夜常须擦汗数次。伴有胸闷、困倦乏力、口苦、渴不多饮、大便干结等症。经过舌诊、脉诊，发现舌鲜红、苔黄浊腻，脉滑数。确诊为湿热郁蒸，营卫失合所致。治疗重在以通利三焦湿热为主，方用当归、黄柏、黄芩、白术、熟地，生地黄、茵仁、黄连等，服药5剂，盗汗即止，余症消失，追访一年，未见复发。

湿热盗汗，可用"野外三宝汤"来帮忙

在本症中，这是湿热常见症状。治疗要兼顾三焦，易清宣温化，辛开苦降，还要清热利湿，所以日常保健时，则可选用"野外三宝汤"。

野外三宝汤		
原料	制作方法	养生功效
桑叶15克，竹叶15克，蒲公英15克。	将上述各药放入茶杯内，冲入开水，加盖闷泡15分钟，待冷后代茶饮用。每日1剂，分数次饮服。可长期饮用。	通利三焦、除湿热。

本方中，桑叶是治疗湿热盗汗的名药，相传宋代时，某日严山寺来一游僧，身体瘦弱且胃口极差，每夜一上床入寐就浑身是汗，醒后衣衫尽湿，甚至被单、草席皆湿，20年来多方求医皆无效。一日，严山寺的监寺和尚知道了游僧的病情后，便说："不要灰心，我有一祖传验方治你的病保证管用，还不花你分文，也没什么毒，何不试试？"翌日，天刚亮，监寺和尚就带着游僧来到桑树下，趁晨露未干时，采摘了一把桑叶带回寺中。叮嘱游僧焙干研末后每次服二钱，空腹时用米汤冲服，每日1次。连服3日后，缠绵20年的沉疴竟然痊愈了。游僧与寺中众和尚无不惊奇，佩服监寺和尚药到病除。

桑叶又称霜桑叶，《神农本草经》里列为"中品"，其意是养性。现代中医习惯将它列入辛凉解表类药物中，作疏风清热、凉血止血、清肝明目之用，其实桑叶还有止盗汗的作用。而《神农本草经》中亦早就有"桑叶除寒热、出汗"的记载；《丹溪心法》中亦有"桑叶焙干为末，空心米汤调服，止盗汗"之妙录。近年来，不少医生用桑叶在临床上治盗汗，屡用屡效，患者不妨一试。

竹叶是中医一味传统的清热解毒药，清热除烦，生津利尿。《本草正》中讲，竹叶可退虚热烦躁不眠、止烦渴、生津液、利水湿。

蒲公英也是清热利湿的妙药，配合桑叶和竹叶，清除三焦湿热效果加倍。

蒲公英、桑叶和竹叶都是各地老百姓比较常见的植物，虽然平常，却是治疗湿热盗汗的宝贝，所以此经验方"野外三宝汤"很值得大家效仿和推广。

本|节|养|生|要|点|提|炼

① 知道三焦湿热导致盗汗的原因和症状。

② 知道"野外三宝汤"的配制、功用、使用方法等。

湿热犯上亦伤肺，
养好肺气则湿热自化

　　吴鞠通认为："凡病温者，始于上焦，在手太阴。"叶天士在《温热论》中明确提出："温邪上受，首犯肺。"他在《临证指南医案》中说："口鼻吸及热秽，肺先受邪"（温热门丁案）；"此口鼻吸入温邪，先干于肺"（温热门施案）。湿热属温病，防治也要基于上述的理论。吴鞠通进一步分析认为："温病由口鼻而入，鼻气通于肺，口气通于胃。肺病逆转则为心包，上焦病不治，则传中焦，胃与脾也，中焦病不治，即传下焦，肝与肾也。始上焦，终下焦。"所以湿热犯肺，也要从三焦论治，这是本章的养生宗旨，我们将基于此，告诉你更合理的除湿热养肺之法。

肉生痰，
恰当吃素可避湿邪伤肺

> ❋"肉生痰"会加重体内痰湿的情况，给肺及身体带来负担，一旦身体水液代谢失衡，易湿热体质生成，伤身伤肺，带来诸多疾病，所以要少吃肉，注意平衡饮食。

俗话说："鱼生火，肉生痰，萝卜白菜保平安。"这句话，对于我们防治湿热来说，是很值得注意的一句话，从字面上理解，吃了鱼和肉，一个易导致人上火，一个易让人生痰湿。而火和痰湿是防治湿热疾病需要清除的两个重要的外邪。所以非常不适合湿热体质的人，或有湿热病的人吃。但是这两种食物也是人不易缺少的营养食物，所以可以选择，但要少吃。

针对本章的内容，现在我们重点说"肉生痰"的问题。痰是呼吸道分泌而由口、鼻腔排出的黏液。一般人有呼吸道疾病时，痰多见。但是还有一个现象我们要注意，那就是我们没有呼吸道疾病，但当我们大吃大喝之后，也会排出痰，不过这种排出的痰，多是嗽嗓子嗽出来的，这种痰，是一种湿气，是人吃了肉或者肥甘厚腻的食物之后产生的一种湿痰。这种痰是湿气的凝聚，如果湿气凝聚排不出去的话，人就会得诸多湿病，会伤脾胃、伤肺、伤诸多脏器，甚至导致痰湿聚集体内，危害人体百骸，给人带来疾病，所以要适量吃肉。

为什么多吃肉会生痰。这要从两方面来说：

一是猪肉生津液。《本草备要》中指出："猪肉，其味隽永，食之润肠胃，生津液，丰肌体，泽皮肤，固其所也。"在《随息居饮食谱》中也指出，猪肉"补肾液，充胃汁，滋肝阴，润肌肤，利二便，止消渴"。从这些营养功效中我们得出一个结论就是猪肉补益效果不错，生津液、润脏腑，适当食用或是体质适合者是非常有益的。但是如果过多食用，就易生湿生痰伤身了。

二是吃肉生不生湿，还跟人的体质有关。阴虚之人，瘦弱之人，宜食猪肉。但大多阳气偏虚，体内有痰有湿，动作较缓，不大喜欢活动，活动时容易肢体疲乏困重的人，不易食肉。中医理论认为，不同体型的人具有不同的体质、不同的生理特点，通过适当的养生手段可以使机体处于更为平衡的状态。所以吃肉生不生痰湿还要考虑体质问题。

上面我们主要是针对猪肉来说的，很多人说，我不吃猪肉，我吃牛羊肉。这个相对于猪肉来说好一些，因为牛羊吃草，并且生湿效果没那么严重，所以可以比猪肉稍微多选择一些。但是牛羊肉多吃易上火，所以也不适易多吃。

为了健康，为了避免湿热上身，避免吃肉过多导致湿热之邪伤肺，应该少吃肉。现在的营养学家提出中国人的平衡膳食宝塔规定人一天吃75克肉食，即手掌大小即可。

另外，为了避免痰湿，湿热伤身伤肺，多吃素，可以清涤身体过多的湿热和诸邪、垃圾等。另外，可以多选择五谷杂粮、蔬菜、水果、菌藻类食物，并且能够按照中国居民平衡膳食金字塔来进行选择和搭配，则更易人体健康。建议有兴趣的朋友多看看。

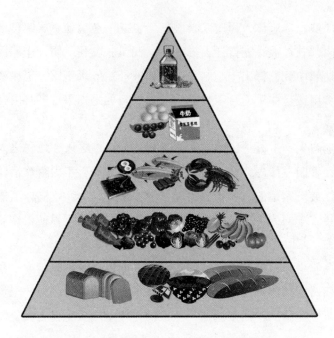

　　在此列出中国居民平衡膳食金字塔目的是，让大家对自己的日常饮食有一个大致的把握，尤其是根据中国居民膳食指南，结合中国居民的膳食把平衡膳食的原则转化成各类食物的重量，便于大家在日常生活中实行。平衡膳食金字塔提出了一个营养上比较理想的膳食模式。所以为了改善家庭人员的膳食营养状况，这是不可缺的，应把它看作是一个奋斗目标，努力争取，逐步达到。当然这对防治湿热病等诸多疾病也是有益的。

❀本|节|养|生|要|点|提|炼❀

❶ 知道肉生痰给肺带来的伤害，知道肉生痰加重湿热体质的负担。

❷ 知道如何均衡地摄入饮食，避免身体阴阳失衡、气血代谢失衡带来的湿热等诸多疾病。

"柿子酒"常吃，
清肺润肺避湿热烦扰

> ✿柿子酒是用柿子原果酿制的果酒，并且保留了柿子的营养价值，还增添了酒为"百药之长"的养生效果，对清热去燥、润肺化痰、止渴生津、健脾等功效更显著，所以适合湿热侵肺者饮用。

人们对葡萄酒、梅子酒等不陌生，有些人甚至还自己做过葡萄酒、梅子酒等果酒。用鲜果制作的果酒，味道醇香，营养成分很养人。并且酒素有"百药之长"之称，是一种良好的有机溶剂，如果将强身健体的食材与酒"溶"于一体，制成药酒或果酒，那么可以最多大限度地浸出药物中的有效成分，更养人。

春节的时候收到一大壶柿子酒，足有10公斤，是一位朋友从老家带来的，是他老父亲亲自酿的，酒色奶白，香甜适口，倒上一杯轻啜一口，诱得人忍不住想多喝几口。

朋友走后，我把酒重新找一个更好的酒器装起来，放在家里的酒柜底层慢慢饮用。

有一天，送酒的朋友忽然打电话来，说再索要些柿子酒，是给一朋友治肺病用的。朋友一再表示不好意思，但是为了他人的健康，朋友这么做，我则是很欣赏和赞成的。并且建议朋友把他的朋友带过来我瞧瞧，并捎带些柿子酒回去。朋友一听很感激，第二天就把患者给带来了。

患者40多岁，福建人，来北京办事出差，在家就有点咳嗽，来后更严重了。想起老家有一偏方，咳嗽喝点柿子酒管用。恰好，这患者和我这位朋友熟识，闲聊时说到这个，朋友一想，应该帮人家这个忙，所以就给我打了电话要酒。

我给患者诊治，咳嗽已有20多天，咳声重浊，无痰，身体疲倦，胸脘痞闷，大便溏，小便黄。舌稍红苔微黄腻厚，脉细。辨证：湿热阻肺，治法降肺化痰止咳。给他开了苇茎、冬瓜仁、桃仁、薏仁、杏仁、车前子、前胡、桑白皮等为主的方药，日一剂，水煎服。临走时给他倒了一可乐瓶的柿子酒，建议他目前的症状消失后再饮用。

患者服药两剂后，咳嗽较少，呼吸较畅，有白痰少许，易咯；服药7剂之后，咳嗽消失。之后，服用柿子酒，在京期间，基本没有再发生过咳嗽。

很多人想，这柿子酒针对湿热咳嗽到底有没有用，答案是肯定的，但是重在养生保健，不能当药使用。保健预防效果大于治疗效果。

中国传统医学认为，柿子味甘、涩，性寒，归肺经。《本草纲目》中记载"柿乃脾、肺、血分之果也"。其味甘而气平，性涩而能收，故有清热去燥、润肺化痰、止渴生津、健脾、治痢等功能，所以，柿子是慢性支气管炎、高血压、动脉硬化、内外痔疮患者的天然保健食品。从这样的养生功效来说，我们知道柿子是很好的肺之果，养肺、润肺，还能润肺化痰，养护肺脏正气很不错，另外，性涩而能收，又能健脾、治痢等，对健脾益气，除湿也有很好的作用。所以柿子对于湿热侵肺引起的诸多疾病有很好的防治作用。

而把柿子酿成酒，不仅使营养成分能够得以保留，并且通过"酒"的特性，使人体更易吸收柿子酒的营养成分，燥湿、化热、生津、止痰等。

下面我们一起来学学如何酿造柿子酒：

第一步：买柿子

选购柿子时，不要那种熟透的柿子，这些柿子一是容易发酵，二是价位相对较低。什么品种的柿子都可以。

第二步：洗柿子

由于柿子表皮很可能残留农药，清洗柿子的环节就相当重要，最好能够逐个清洗，再用自来水反复冲洗，同时剔除烂柿子。一些爱干净的人，喜欢把柿子去皮后酿酒，这也未尝不可，但是少了一些柿子皮特有的营养。

第三步：晾干柿子

把柿子盛在能漏水的容器当中，等柿子表面没有水珠就可以倒入酒坛了。

第四步：选择容器

酒坛子可以是陶瓷罐子，也可以是玻璃瓶，但不主张用塑料容器，因为塑料很可能会与酒精发生化学反应，并产生一些有毒物质，危害人体健康。

第五步：捏好柿子放进容器

双手洗净后，直接捏柿子，操作办法是抓起一个柿子使劲一握，捏碎，然后放入酒坛中，再把糖放在柿子上面，柿子和糖的比例是10∶3，即10公斤柿子放3公斤糖（不喜欢吃甜的朋友，可以放两公斤糖，但是不能不放糖，因为糖是柿子发酵的重要因素）。

第六步：加封保存

将酒坛子密封，如果是陶瓷罐的话，可以用洁净的纱布覆盖罐口，然后用保鲜膜包起来密封，再盖上盖子，加封后，酒坛子需放在阴凉处保存，平时不要随意去翻动或打开盖子。

第七步：启封

天热时，柿子发酵时间需要20天至一个月，天冷时如果做柿子酒最好注意保持环境的温暖温度，40天左右也可以开启。启封后，捞出浮在上面的柿子皮等固体，过滤后就可以直接喝柿子酒了。注意，如果喜欢酒劲足一点，只需延迟启封时间就行了。启封后，每一次舀出柿子酒后，别忘盖好酒坛的盖子，以免酒味挥发。

为了避免湿热伤肺，可以试试柿子酒。但是要注意，柿子含单宁，易与铁结合起来，从而妨碍人体对食物中铁质的吸引，所以贫血患者少吃为宜。糖尿病患者不易饮用，否则血糖增高于身体不利。

❀本│节│养│生│要│点│提│炼❀

① 知道柿子酒对养肺除湿热的好处。

② 知道柿子酒的制作方法和饮用注意事项，科学饮用，更好养生。

"五行养肺汤"常备，

增强肺气湿热不捣乱

肺对人体有着很重要的作用。这主要体现在以下几方面：

肺主气

《黄帝内经·素问·五藏生成》中讲："诸气者，皆属于肺。"肺主气包括主呼吸之气和主一身之气两个方面。通过肺的呼吸作用，不断吸进清气，排出浊气，吐故纳新，实现机体与外界环境之间的气体交换，以维持人体的生命活动。

肺主一身之气，是指肺有主司一身之气的生成和运行的作用。在《黄帝内经·素问·六节藏象论》中说："肺者，气之本。"体现了肺对全身气机的调节作用。肺有节律地呼吸，则各脏腑经络之气升降出入运动通畅协调。肺的呼吸失常，不仅影响宗气的生成及一身之气的生成，导致一身之气不足，即所谓"气虚"，出现少气不足以息、声低气怯、肢倦乏力等症，并且影响一身之气的运行，导致各脏腑经络之气升降出入运动失调。

肺主行水

凡是行医的人都听说过"开鬼门"和"提壶揭盖"的方法。要说明这个问题就要涉及肺主行水的功能了。肺以其气的宣发与肃降作用输布水液，故说"肺主行水"。又因为肺为华盖，在五脏六腑中位置最高，参与调节全身的水液代谢，故清汪昂《医方集解》称"肺为水之上源"。当外邪袭肺，肺失宣发，可致水液向上向外输布失常，出现无汗、全身水肿等症。内伤及肺，肺失肃降，可致水液不能下输其他脏腑，浊液不能下行至肾或膀胱，出现咳逆上气、小便不利或水肿。所以临床上多用宣肺利水法来治疗一些水液代谢失调的疾病，这就是所谓的"开鬼门"之法，也叫"提壶揭盖"之法，重在"开上源以利下流"。这个方法在临床治病当中经常使用。

肺朝百脉

是指全身的血液都通过百脉流经于肺，经肺的呼吸，进行体内外清浊之气的交换，然后再通过肺气宣降作用，将富有清气的血液通过百脉输送到全身。肺气充沛，宗气旺盛，气机调畅，则血运正常。若肺气虚弱或壅塞，不能助心行血，则可导致心血运行不畅，甚至血脉淤滞，出现心悸胸闷，唇青舌紫等症；反之，心气虚衰或心阳不振，心血运行不畅，也能影响肺气的宣通，出现咳嗽、气喘等症。

所以养好肺就能保证肺及体内的正气不虚，避免湿热等诸邪侵犯人体。如何养肺，我们可以从五行的角度来考虑。

如肝喜条达，有疏泄的功能，有"木"生发的特性，故以肝属"木"；心阳有温煦的作用，有"火"阳热的特性，故以心属"火"；脾为生化之源，有"土"生化万物的特性，故以脾属"土"；肺气主肃降，有"金"清肃、收敛的特性，故以肺属"金"；肾有主水、藏精的功能，有"水"润下的特性，故以肾属"水"。而脏腑组织之间生理功能有内在联系，如肾（水）之精以养肝，肝（木）藏血以济心，心（火）之热以温脾，脾（土）化生水谷精微以充肺，肺（金）清肃下行以助肾水。这就是五脏相互滋生的关系。肺（金）气清肃下降，可以抑制肝阳的上亢；肝（木）的条达，可以疏泄脾土的壅郁；脾（土）的运化，可以制止肾水的泛滥；肾（水）的滋润，可以防止心火的亢烈；心（火）的阳热，可以制约肺金清肃的太过，这就是五脏相互制约的关系。说明人体与外界环境四时五气以及饮食五味等的关系。总之，五行学说应用于生理，就在于说明人体脏腑组织之间、以及人体与外在环境之间相互联系的统一性。

所以基于此理论，我们也可以选择"五行养肺汤"来养护肺及五脏六

❧ "五行养肺汤"常备，增强肺气湿热不捣乱 ❧

腑的正气，抵制湿热等外邪入侵。

"五行养肺汤"的制作方法是：

五行养肺汤		
原料	制作方法	养生功效
莲子15克，银耳10克，红小豆15克，黑豆20克，绿豆15克，山药50克。	莲子洗净，泡发；银耳洗净泡发；红豆、绿豆、黑豆洗净泡两小时，山药去皮洗净切块，备用。将上述食材入砂锅中，加入水，煮至所有的豆开花，汤浓稠，即可关火，温时拌入冰糖服用。	润肺、养五脏、清热败毒、平衡湿热、修正五脏六腑的正气，避免湿热袭身袭肺。

在这个食谱中莲子和银耳都是养肺佳品，白色入肺，从五行角度讲，白食最养肺。另外，莲子能清心醒脾，补中养神，健脾补胃，益肾涩精止带，滋补元气等，是养护五脏六腑的佳品。

而银耳除了白色入肺，还能补肺润肺，还具有强精、补肾、润肠、益胃、补气、和血、强心、壮身、补脑、提神、美容、嫩肤、延年益寿之功效，也是滋补五脏六腑的佳品。

红小豆，李时珍称红小豆为"心之谷"，从五行的角度讲，红色入心，但从功用上讲，赤小豆可利水除湿，消肿解毒。治水肿、脚气、黄疸、泻痢、便血、痈肿等，凡水湿停滞体内，就可用红小豆来除湿。

而绿豆，可以养肝胆，因为从五行和性味归经的角度讲，青色入肝，且能除湿除热，是养护脏器、排毒的佳品。

而黑豆为"肾之谷"，养肾、清热、排毒等，五行中肾与肺也是相生相克的关系，但是肾气足，脾肺气足，是很治疗好的。

所以综上所述，"五行养肺汤"常饮，养好五脏六腑，平衡身体阴阳、气血，有助肺气正常，维护肺的功能，避免外邪入侵肺脏及肺经，在合适的条件下，湿热犯肺给人带来疾病。并且"这款五行养肺汤"最适宜日常保健饮用，也是夏季家庭必备的饮品。对湿热体质者尤其适宜。

❀本|节|养|生|要|点|提|炼❀

① 知道肺在人体中的作用，知道五行养生养肺规律。

② 知道"五行养肺汤"的制作方法，养生功效等。

肺就像个痰盂，
主动咳嗽避痰湿伤肺

❀痰中有大量的病菌，主动咳嗽，可以咳出痰液，避免病菌蕴在体内损伤肺及其他身体部位，引发更多的疾病。保持肺的健康，身体正气不虚，有益于防治诸邪伤身，对身体健康有益。

　　痰是呼吸道的分泌物，健康人都是有痰的。痰中有成千上万的病菌，如果有痰咽下去后，有少部分细菌可能会被胃液杀死，但是绝大部分细菌仍然活着，它们会进入消化系统引起各种疾病。

即使是健康人，他们吐出的痰也是不干净的。而大量咳嗽吐痰的人往往是身体患有各种疾病的人，他们的痰液里存在着更多的致病物。细菌就包藏在这些脓液中。当人们呼吸到不干净的东西时，这些东西在人体的呼吸道中经过特殊"处理"，最后会通过咳嗽被排出体外。所以主动咳嗽是良策，在咳出的灰白或灰黑色的痰中，有尘埃、脓性分泌物、细菌、病毒、真菌等，它是呼吸道黏膜上的污物，是被机体清除出来的"垃圾"。主动咳嗽可以避免痰中病菌进入人体消化系统，或身体其他部位，给身体带来损伤。一旦身体受损，痰液病菌引人发病，人体正气受伤，不能抵御外邪，必将引发诸多肺病和身体其他疾病。所以要主动咳嗽。

主动咳嗽，还是一种保护性反射动作，它不仅对呼吸道有保护作用，而且还是一种简便易行、迅速有效的心脏意外和晕厥的自救术。比如肺部疾病患者和心脏病患者，在遭遇危机还没有来得及被救助的时候，主动咳嗽可谓一种很好的应急自救术。

主动咳嗽还是"排毒养颜"的良方，人每天接触来自外界的许多有毒物质，人体内产生的代谢废物计有400多种，毒素的"内外夹攻"，加上生活不规律、饮食不周、排便不畅等因素，就会严重影响人体的健康。其中，自然界中的粉尘、金属微粒及废气中的毒性物质，通过呼吸进入肺脏，既损害肺脏，又通过血液循环而"株连"全身。借助主动咳嗽可以"清扫"肺脏。排除毒素，身体无毒，所以容颜自然美丽，因为肺主皮毛，肺安康，则容颜就靓。

所以一定要主动咳嗽，方法是：

患者应于每天早晚选择一处空气清新之处做深呼吸。深吸气时双臂慢慢抬起，呼气时突然咳嗽，同时放下双臂，咳出痰液。如此反复作10次，每次深呼吸之后作几次正常呼吸。清除呼吸道有害物质，对身体健康极为有利。

另外，要注意，主动咳嗽对人是有好处的，但是不要随地乱吐。吐痰，最好用纸巾包好，再把它扔到垃圾桶里。有人随地吐痰，其他人都有吸入致病菌染病的机会，因为痰中致病微生物会蒸发到空气中，健康人呼吸一些带有病菌的空气，很容易"中招"，痰是我们呼吸道排泄出来的废物，小小一口痰，细菌千千万，保持环境卫生不可以随地吐痰。

本节养生要点提炼

① 知道主动咳痰对身体的好处。

② 知道主动咳嗽的方法及不要乱吐痰的文明行为。

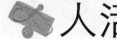

人活一口气，
"呬"字功强肺避湿热

肺主气，通过肺的呼吸作用，以维持人体的生命活动。"呬字功"养肺法，增强呼吸功能和增强肺气，避免外邪入侵伤身。

人活一口"气"，肺主气，通过肺的呼吸作用，不断吸进清气，排出浊气，吐故纳新，实现机体与外界环境之间的气体交换，以维持人体的生命活动。

人活一口气，"呬"字功强肺避湿热

中医认为人的生命赖气以生，气存则生，气失则亡。所以"善养生者，必知养气"。肺主一身之气的运行，体现于对全身气机的调节作用。如果肺"气虚"，则影响一身之气的运行，导致各脏腑经络之气的升降出入运动失调，人就易得病。

所以说，肺主一身之气的作用，主要取决于肺的呼吸功能，而养护好肺的呼吸功能，就能强肺，维护人的一口正气，避免外邪侵袭，避免湿热等袭肺得病。

如何养肺，保证肺的正常呼吸功能，可以试试"呬字功"养肺法，方法是：

"呬"字功简介及功法动作

"呬"字功是六字诀养生功法中的一节，有助于养肺。其操作方法是：

呬，读（xì）。口形为两唇微后收，上下齿相合而不接触，舌尖插上下之缝，微出。

呼气念呬字，两手从小腹前抬起，逐渐转掌心向上，至两乳平，两臂外旋，翻转手心向外成立掌，指尖对喉，然后左右展臂宽胸推掌如鸟张翼。呼气尽，随吸气之势两臂自然下落垂于体侧，重复六次，调息。

治机理病

"呬"字功可以增强肺功能，增强呼吸功能，保证人呼吸一口气的规律、均衡，有益身体健康。经常练习还能防治肺气肿、气管炎、支气管炎、中气不足等肺经疾患。

只要是和肺有关的疾病，都可以多选用，并且男女老少皆宜。

❦本|节|养|生|要|点|提|炼❧

❶ 知道"人活一口气"的意义，知道肺对人体"气"的生理养生意义。

❷ 知道"呬字功"养肺法的操作要领。

循肺经按摩，
养好肺拒绝湿热害人

❀在《湿热条辨》一书中讲暑热之邪或暑湿、湿热之邪，由卫表或口鼻袭入肺经，则会使肺络受伤，继而导致一些疾病，所以循经按摩肺经对抵制湿热外邪伤肺很有益。

在《湿热条辨》一书中讲暑热之邪或暑湿、湿热之邪，由卫表或口鼻袭入肺经，则会使肺络受伤，肺气不能宣降，至咳嗽喘逆，咳喘亦重，以致夜不能安、夜难成寐等一些症状。当然严重的，还会出现身热口渴、胸闷肋痛，或咳血、咯血，肩背、上肢前边外侧发冷、麻木酸痛等症。所以防治湿热侵袭肺经，提升肺经之正气是很重要的。

很多朋友不明白如何提升肺经之气，其实很简单的一个办法就是循手太阴肺经进行按摩。

这个方法很好用，我在日常生活中也经常教一些患者和朋友这么养护肺经，收效很好。

记得有一年夏天，一群朋友晚上聚会，席间一朋友突然大咳起来，半天缓不过来，还特意从包间里跑出去，站在外面大咳了好一阵才进来。后来等他咳喘停下来同席交谈，得知他最近得了湿热感冒，治疗得差不多了，可是后遗症是，有时候莫名其妙地大咳一阵才能好。给他把了脉，脉象基本平稳，稍显肺气有些虚弱，因为脉象稍有些细弱，我建议他好好养养肺，当然也不需要刻意去吃药，但是每天循肺经按摩一番则是很有必要的。

手太阴肺经主治有关"肺"方面所发生的病症，如咳嗽、气上逆而不平、喘息气粗、心烦不安、胸部满闷，上臂、前臂的内侧前边（经脉所过处）疫痛或厥冷，或掌心发热等。肺经如果气足无偏虚，那么人也不易得上述的疾病。当然湿热之邪也更不易伤害肺系，不会出现湿热伤肺经之病症。所以养足肺经之气血，很重要。

循经按摩肺经方法是：

明确肺经经脉在人体中的部位、走向

该经起自中焦（腹部），向下联络大肠，回过来沿着胃的上口贯穿膈肌，入属肺脏，从肺系（气管、喉咙）横行出胸壁外上方，走向腋下，沿上臂前外侧，至肘中后再沿前臂桡侧下行至寸口（桡动脉搏动处），又沿手掌大鱼际外缘出拇指桡侧端。其支脉从腕后桡骨茎突上方分出，经手背虎口部至食指桡侧端。脉气由此与手阳明大肠经相接。如图所示：

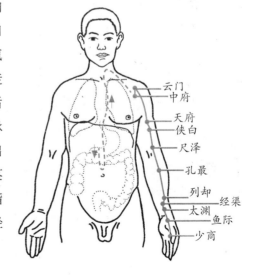

云门
中府
天府
侠白
尺泽
孔最
列却
经渠
太渊
鱼际
少商

循经按摩时可以参照一张肺经经络图，即可轻松把握。慢慢摸索，或请教中医经络保健师帮忙按摩或指导穴位按摩，就可以很轻松地掌握此经脉的部位走向。

循经按摩肺经的时间、程度等

按摩肺经除了注意把握肺经的部位、走向，还要注意按摩时间、方法、次数、达到的效果等细节。首先，最好是在早上的5点—7点，进行肺经按摩。因为肺经当令时间是3点—5点，所以为了养护好肺经，我们一定要保证3—5点处于深睡眠状态。而5点—7点也是人的觉醒时间，恰好这时是肺经当令，因为肺经与大肠经互相络属，构成表里关系，在生理病理上互相影响，所以在大肠经当令时对肺经进行按摩非常好，可以互通表里，使肺经气血更足。

并且早上刚起床，四周安静，避免打扰，有助于此项操作的良好进行。按摩肺经还可以唤醒身体，使人保持良好的精力应对新的一天。

按摩肺经，最好从与大肠经络结处开始循经按摩，每次最少循经按摩3～6遍，以掌推，并在每一个肺经穴位上稍稍按揉最好。

长期进行这样的操作，对保证肺系健康，避免诸如湿热外邪的侵扰，则是很有益的。不妨试试操作，长期坚持必能收效。

❀本|节|养|生|要|点|提|炼❀

❶ 知道循经按摩肺经可以防治湿热等诸邪侵扰肺系引发疾病。

❷ 知道循经按摩的最佳时间是早晨5点—7点，方法是由于大肠经络结处开始循经按摩，每次按摩以3～6遍。

湿热咳嗽，
"三仁汤"涤去肺部湿热止咳嗽

元朝•朱丹溪说："六气之中，湿热为病，十居八九。"临床上湿证咳嗽中湿热型发病率高于寒湿型。治湿热咳嗽以宣降肺气，清热利湿为主。"三仁汤"能清肺降逆、清热利湿，对身体非常有益。

咳嗽是十分常见的病症，临床治疗咳嗽，多从风寒、风热、风燥等辨治，现行中医学教材亦无湿热咳嗽的分类，然而在临床上确有一类咳嗽，从上述角度治疗无效，唯有从清化湿热入手才能取得良好的治疗效果。此即外感湿热咳嗽。

朱丹溪说："六气之中，湿热为病，十居八九。"所以咳嗽出现湿热咳嗽也并不少见，只是人们习惯了从风寒、风热、风燥等辨治，忽略了此症而已，只有在诸多方法使用过后，才会考虑湿热咳嗽的问题，以清肺，利热除热为治疗方案效果很好。就我以前所遇到的情况，像在湖南、福建沿海、四川、广西等地，略为统计，外感病（包括咳嗽）与湿邪有关者约占临床各类疾病的50%，各个季节有所不同，春夏为高，秋季较少。

那么怎么分辨湿热咳嗽呢？湿热咳嗽的临床表现特点如下：

1.湿热咳嗽的热重于湿者，由于肺气不宣，热伤津液，经常痰少质黏，咳吐不利；而湿重于热者可能痰质稀量多。

2.热证而脉不数，舌质红而舌苔白厚腻。

3.热证而面不红反淡黄，精神不烦躁而反呆滞，口干而不引饮、且喜温饮，大便数日不解而不燥结，大便质溏而排出不爽，身体困怠而活动后稍减等。

4.病程长，病情反复缠绵难愈，具有一般湿热证的症状。

对于湿热咳嗽，临床多用千金苇茎汤加味治疗，效果良好。基本处方是：苇茎、冬瓜仁、桃仁、薏仁、杏仁、车前子、前胡等。但是此方毕竟是为治疗痰血热邪互结肺脏、久而成脓的肺痈所设的处方，作用在于清肺化淤化瘀。利湿之力不足，止咳效果较逊，更无降肺之效。所以在原方的基础上增加具有宣肺止咳作用的杏仁等来调理。临床施治时也要根据患者的症状，辨证加减施治。

如果是家庭保健，防治湿热咳嗽，可以试试冬瓜仁、薏仁和杏仁配伍制成的三仁汤来防病保健。方法是：

三仁汤		
原料	制作方法	养生功效
冬瓜仁20克，薏仁20克，杏仁20克	将冬瓜仁、薏仁、杏仁淘洗干净，一起入砂锅，加水2000毫升，水沸后关至小火，煮至1000毫升。温后服用。	除湿热、清肺湿热、止咳嗽。

在本方中，用具有宣肺止咳作用的杏仁，"湿热治肺，千古定论"，一般湿热病都需要宣肺以启水之上源，湿热咳嗽当不能例外，故重用杏仁。

"湿热不利小便非其治"，故加用清热利湿降肺作用的冬瓜仁；薏仁则利湿、健脾，清结热之源。所以三味药合用，可以清轻滑利，善走三焦水道，具有清热利湿生津，宣肺化痰止咳的功效，对湿热咳嗽非常有益。要多多选择。

❀本┃节┃养┃生┃要┃点┃提┃炼❀

❶ 知道湿热咳嗽的临床症状、区别、治则等。

❷ 知道以冬瓜仁、薏仁、杏仁配伍的"三仁汤"的养肺、除湿热功效及制作方法等。

湿热哮喘，
"加味百合汤"清肺停喘破防治难关

❀在《圣济总录》卷六十六中讲"百合汤"主治肺气壅滞、咳嗽气喘、胸闷口渴等症。"加味百合汤"是在此基础上加减制成的适合家庭制作的"加味百合汤"，清湿热、定喘的养生效果更佳。

　　春节本来是阖家团圆，吃喝玩乐的日子，可是2011年的春节，我偏偏要去看望一个病人。这病人是"海归"，是我小学时候的同学。

　　当时打电话请我过去的时候，告诉我患者正发作哮喘，情况危急，要我过去看一趟，我则建议他赶紧送往医院，我随后就到。

　　到了医院，急求措施已经做过，病人也平静了下来。我去后，又恐老同学激动，所以我建议他别说话，我给他把把脉。脉象浮数按之有濡，看看舌头，有湿热之象。这让我见证了一个湿热哮喘病人的情况。我的行医过程中，因为哮喘来看病的人并不是很多，湿热哮喘就更不常见了。

我告诉患者，好好在医院观察两天，出院后我给他好好调理一下。另外建议他的家人这两天如果给患者送饭，就煮点"加味百合汤"来给病人服用，对病人有好处。并且建方患者及其家人，以后患者出院，饮食一定要注意，重清淡。因为春节，大家大鱼大肉惯了，再加上亲戚朋友们团聚，生活不规律，这也是导致朋友得哮喘的一个重要原因。

"中医认为，鱼、蟹、虾和肥肉等荤腥、油腻食物等易致脾虚健运，饮食不归正化，痰浊内生，上干于肺，壅阻肺气，致成哮症。还有像辣椒、胡椒、生姜等辛辣之品，对呼吸道有刺激作用，使咳嗽加重，更要注意避免。在节日狂欢中，导致哮喘的发作并不是仅仅因为饮食的改变，在吃、喝、玩、乐的过程中导致哮喘发作的因素非常多。"听我这么说，患者和家人才恍然大悟。他们还奇怪患者为什么这么不合时宜的生病呢，原来跟过节有关。

不过他们又问我，为什么要选择喝"加味百合汤"呢？这"加味百合汤"源于一个治哮喘的名方。在《圣济总录》卷六十六中讲"百合汤"主治肺气壅滞、咳嗽气喘、胸闷口渴等症。方用百合、人参、紫苏茎叶（锉）、猪苓（去黑皮）、桑根白皮、大腹皮（锉）等。用法是，上为粗末。每服6克，用水230毫升，加生姜（如枣大）1块，拍碎，同煎至180毫升，去滓温服，不拘时候。

但是这种"百合汤"存在很多药性成分，对于家庭保健是不合适的，所以我建议他们去掉一些药材，以百合为主，进行改良，做成"加味百合汤"，一是易操作，二是保健效果良好，不会给病人带来太大的副作用。

"加味百合汤"的做法是：

加味百合汤		
原料	制作方法	养生功效
百合10克，薏仁20克，桑白皮10克，紫苏叶10克。	将百合、薏仁、桑白皮、紫苏叶择洗干净，一起入砂锅，加水2000毫升，水沸后关至小火，煮至1000毫升。温后滤渣服用。	除湿热、清肺止喘。

中医认为百合具有润肺止咳、清心安神的作用，这对哮喘病人是有益的，因为百合可润肺止咳，这是止哮喘的重要措施；一般哮喘的人最怕的就是情绪激动，这易加重病情，百合安神定志，有助缓解患者的情绪；百合补中益气，所以能够维护正气，正气不虚，邪不足以伤人，也不易引起哮喘等疾病。另外，百合性凉，所以可以清热凉血，对湿热症也是有益的。

而紫苏叶，《本草纲目》中讲："行气宽中，消痰利肺，和血，温中，止痛，定喘，安胎。"《滇南本草》："发汗，解伤风头痛，消痰，定吼喘。"这说明了紫苏叶对哮喘的防治作用。

桑白皮泻肺平喘，利水消肿。用于肺热咳喘、面目水肿、小便不利等症。所以也是湿热哮喘的首先药。

薏仁，清湿热之源，健脾利湿热，是湿症保健的要药，不可不选。

所以本食谱中的所有食材一起配合使用，共奏除热利湿清肺定喘的作用，症如湿热哮喘，或湿热咳嗽的患者易选用。如果不能自己辨证施治，请遵医嘱。

❀本｜节｜养｜生｜要｜点｜提｜炼❀

❶ 知道湿热哮喘的发病原因、症状等。

❷ 知道"加味百合汤"的配制、制作方法等，以及防治哮喘的食材功效等。

湿疹找肺经，

"连翘败毒茶"可除疹

> 连翘清热解毒、消肿散结、疏散风热，对斑疹、丹毒等有很好的防治作用。而银花与连翘均有良好的清热解毒作用，既能透热达表，又能清里热、解疮毒、斑疹，故在临床上两药经常同用，可以凉血、清热、治斑疹等。

中医临床讲，肺主皮毛，所以皮肤上的诸多问题，也可以通过调理肺来治疗。比如湿疹，治疗时，要考虑从"治肺"入手，方可解。

有一年夏季我被一公司的朋友叫去一起吃饭。到他们公司后，朋友让我帮一个忙，说他们公司的一个小姑娘，最近腿上痒得不得了，还密密麻麻地出了好多小疹子。一听这情况，我心里就有了七八分猜测，肯定是湿疹了。

朋友把小姑娘叫过来，我给她瞧瞧。只见这小姑娘脸蛋油光满面，也比较晦暗，还生了不少痘癣，身体偏胖，再看看她说的生疹子的双腿，的确密密麻麻的一片一片，看得我心里直发毛。再问她饮食、睡眠、二便情况，她说食欲不是很好，因为天热烦躁，好失眠，口干但不想喝水，小便色黄，大便溏稀。看其舌，苔黄腻，舌质红，诊脉，脉滑数。最后我给他开了连翘败毒丸，让她暂时服用，以应急。

连翘败毒丸主要成分是金银花、连翘、大黄、紫花地丁、蒲公英、栀子、白芷、黄芩、赤芍、浙贝母、桔梗、玄参、木通、防风、白藓皮、甘草、蝉蜕、天花粉。可以清热解毒，消肿止痛。用于疮疖溃烂、灼热发烧、流脓流水、丹毒疱疹、疥癣痛痒等。

另外，告诉她湿疹一出，最怕的就是迁延不愈，所以一定要注意清洁卫生，注意多穿干燥洁净的棉质衣服，另外，也可以选择在家制作"连翘败毒茶"来保健防治：

连翘败毒茶		
原料	制作方法	养生功效
连翘5克，金银花5克，绿茶1克	连翘、金银花，择洗干净，和绿茶同放入茶杯中，加入沸水冲泡，当茶饮。每日1剂。	祛风散热、宣肺透疹、清热利湿。

连翘入心、肺、小肠经。因性凉味苦，轻清上浮，可治上焦诸热，对肺热引起的诸多症状也有益，尤能解毒消痈而散结，故为疮家的要药。主治：热病初起，斑疹，丹毒，瘰疬，痈疮肿毒，风热感冒，发热，心烦，咽喉肿痛，急性肾炎，热淋等。从功用上看，对清湿热、透疹是有很好的防治效果的。

而银花与连翘均有良好的清热解毒作用，既能透热达表，又能清里热、解疮毒，故在临床上两药经常同用。本药方中银花味甘，性寒，归：肺、胃经，对温病发热、热毒血痢、痈肿疔疮、喉痹及多种感染性疾病很有益。

两药合用，对于祛风散热、清热利湿、宣肺透疹的效果很好。所以适宜湿疹患者，并且也符合从"肺主皮毛"的治则。但要注意脾胃虚寒及气虚疮疡脓清者忌服。

在过去用药习惯上该品分连翘壳与连翘心两种，连翘壳为果实，连翘心为种子，一般认为连翘心的清心功用较好。现在临床已将其简化，只有一种连翘，不再分为两药。所以我们在这里选择的连翘，不分连翘壳或种子，去药店买到什么样的就用什么样的。

另外，为了防治湿疹，除了用上面的方法外，还要注意饮食多选用清热利湿的食物。如绿豆、赤小豆、苋菜、荠菜、马齿苋、冬瓜、黄瓜、莴笋等，少食鱼、虾、牛羊肉和刺激性食物。患病后，应忌辣椒、毛笋、虾、蟹、糯米、肉、葱、蒜、胡椒、蘑菇、蚕豆、咖喱、咖啡、烟、酒、可可、海鲜等，少吃荤菜（牛羊肉不宜吃）。

　　做好了这些，一般急性湿疹会很容易治愈，而对于慢性湿疹者，也有很好的辅治作用。

✿本|节|养|生|要|点|提|炼✿

❶知道肺主皮毛，可以从宣肺的角度解决湿热除疹的方法。

❷知道"连翘败毒茶"的配制、制作方法等，以及防治湿疹的食材功效等。

湿热犯上会蒙心（心包），
养心可避开湿热冒犯

　　医学认为"心"是脏腑中重要的器官，主宰各脏腑进行着协调活动。故《黄帝内经》中说："心者五脏六腑之大主。"也就是说，各脏腑在心的领导下互相联系，分工合作，构成一个有机的整体。心位于胸腔之内，隔膜之上，两肺之间，位居上焦。如果心阳与心阴的作用协调，则精神内守，既无亢奋，也无抑郁，身心安康。但若心气虚弱，湿热犯上焦时，除了伤肺，还会伤心（心包），导致血液运行迟缓，淤滞不畅，又可引起精神萎靡、神志恍惚，还可能引起心火上炎，舌红生疮，舌强、语謇，甚或失语等。所以养好心（心包），避免湿热之邪侵袭，则可保证人的健康平安。《黄帝内经•灵枢•邪客》篇说："心者，五脏六腑之主也，精神之所舍也。其藏坚固，邪弗能容也，容之回心伤，心伤则神也，神去则死矣。故诸邪之在于心者，皆在于心之包络。"所以本章就是教你如何养心，养心包除湿热，保证健康的方法。

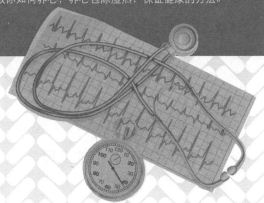

修心养性，

保证心气不虚，湿热则无妨

> 🔱修心养性，可以保证"正气存内，邪不可干"，所以养好心（心包）之正气，也可以避免湿热等外邪入侵，伤心伤身。

"正气存内，邪不可干"，同样，这句话对于养好心（包）之正气，避免湿热等外邪入侵，伤心伤身，也是适用的。如何养好心气，最重要、最简单的方法就是修身养性。

修身养性能让人心不致动荡不安，达到陶冶情操、平衡心态，事事想得通，顺其自然规律，积极适应环境，把握好自己的情绪，做到控制好自己的心情，不生不切实际的妄念。这样人体心情处在心平气和状态下，生理功能平和有序，达到了养生保健，心理平衡，心态良好，这种状态就有利于身心健康。

而最有效的修身养性方法，则可以参考下面的方法来进行：

多去感受身边美好的情境

人生在世，时时处处都要经历无数的情境，如果你什么事情都去纠结，那么你的人生就无快乐可言，所以生在俗世，即使我们的生活再不如意，也要善于感受身边的美好，去养护自己的心神。比如，身边美丽的景色、悦耳的音乐、公益活动等，凡是那种能让你愉悦的事情和情绪，人和事，都是需要你感受的，如果天天有很舒服、很愉悦的感受，则可以调整你的心境，丰富你的见识，充实你的生活，促进不愉快情绪向愉快情绪的转化。

"和气汤"与
"快活无忧散"最好的养心方

《黄帝内经》认为"恬虚无"，即平淡宁静、乐观豁达、凝神自娱的心境，才是保养心气和身体的重点。"和气汤"与"快活无忧散"意在宣扬一种清静无为、逍遥自在的人生哲学。对保证心理平衡、身心健康，不受到湿热的侵袭有益。

"养心"就是拥有心理平衡的重要方法。《黄帝内经》认为"恬虚无"，即平淡宁静、乐观豁达、凝神自娱的心境，才是保养心气和身体的重点。如果一个人贪念欲望过多，杂念重生，心神动荡，就会消耗大量能量；气血动荡不安，心神外驰，易耗散心气，如此，外邪一旦侵袭人体时，人就易生病，尤其是侵袭心时，会因为心气弱而招致疾病，比如湿热之邪犯心，导致湿热蒙心窍，出现神昏、胸闷等疾病。

所以人要养心，达到心理平衡。"心理平衡"是健康长寿的基石。常保持心理平衡的人五脏淳厚，气血匀和，阴平阳秘，所以能健康长寿。对于现代都市人来说，谁拥有了心理平衡谁就拥有了健康和长寿。

那么该如何养心呢？可以试试"快活无忧散"和"和气汤"。可以一起来学习一下。

"快活无忧散"

"除烦恼，断妄想，右二味等分，为极细末。用清静汤调服……凡合此药，先要洒扫一静室，窗棂虚朗，前列小槛，栽花种竹，贮水养鱼，室中设一几一榻一蒲团，每日跏趺静坐，瞑目调息，或展玩法贴名画，或歌古诗胆日调息，将前药服上至三炷香久，任意所适，或散步空庭，吟弄风月，或展玩法帕名画，或敞古诗二二首，倦则啜苦茗一瓯，就枕偃息，久久觉神清气爽，天君泰然。"

翻译过来就是：除去烦恼，断绝妄想，这两味药等分，从细小处入手，以内心清静为汤服下……凡服用此药，先要清扫出一间静室，窗明几净，窗外辟出一块地，围上栏杆，养上虫鱼，室内摆上一张桌案、一张床、一块坐垫，每天盘腿而坐，闭目调息，按照前面的药方，坚持点燃三炷香的时间，然后任意行动，或者在庭院中散步，吟风弄月，或者赏玩碑帖名画，或者吟诵两三首古诗，累了则喝上苦茶一杯，躺下休息，久而久之，就会感到神清气爽，心平气和。"

"和气汤"

"专治一切客气、怒气、怨气、抑郁不平之气。先用一个'忍'字，后用一个'忘'字，有二味相均，用不语唾送下。此方先之以忍，可免一朝之忿也；继之以忘，可无终身之憾也。服后更饮醇酒五七杯，使醺然半酣尤佳。

"心静则息自调，静久则息自定；精气神为内三定，耳目口为外三宝，常使内三宝不逐物而流，外三宝不诱中而扰；毋劳汝形，毋摇汝精，毋使汝思虑营营，寡思虑以养神、寡嗜欲以养精、寡言语以养气。"

翻译过来就是："和气汤专治一切邪气、怒气、郁气和一切抑郁不平之气。其配方是：先用一个'忍'字，再用一个'忘'字，将这两味药调和均匀，以默默不语为唾液送下。这一药方'忍'字在前，忍耐克制，可以避免一时的愤怒；接着用一'忘'字，忘却一切，可以避免终身的遗憾。服用之后再饮醇酒五至七杯，达到半醒半醉状态更好。

　　"内心安静，气息自然得以调摄，长久安静，气息自然得以安定；精、气、神为内三宝，耳、目、口为外三宝，经常保持内三宝不因追求外物而流失，外三宝不受内心引诱而遭到干扰；不要让形体劳累，不要让精神摇荡、不要整日苦心度虑，要减少思虑以养神，减少嗜好以养材，减少言语以养气。"

　　这两个"药方"，看似寥寥数语，作者却将"去忧""和气"的方法、作用、意义等阐述得诗意盎然，妙趣横生，尤其是巧妙地运用中医药学形式，论述"药"的性味、配药法、服药法，意在宣扬一种清静无为、逍遥自在的人生哲学。如此美妙的寓意和建议，让人快乐无忧的同时又促人深思细想，洞达人生真谛，可谓提升人生修养的绝妙小品。所以如果生活中我们能效仿，并积极去"服用"，当此"二方"深入到我们日常的品格修行中时，我们也就会保证心理平衡，保烦忧尽去，心气正常，邪不得以侵扰，人也就不会受到湿热的侵袭。

❧本|节|养|生|要|点|提|炼❧

❶ 知道保持心理平衡对养心的重要性。

❷ 知道"和气汤"与"快活无忧散"两味"药"的"组方"及"服法"以及养生功效等。

"养心汤"扶正心气，
兼除湿热外邪打扰

> ✿酸枣仁、莲子、赤小豆三者合用组成"养心汤"，能养心，扶助心气，并且能兼除湿热，是避免湿热伤心的优秀保健品，值得选择。

现在的人去找中医大夫看病，多数会被告知"心气虚，或心气不足"。很多人听后不明白为什么，因为现在的人生活压力大了，信息接受太快了，生活的贪欲更多了，人与人之间也越来越势利了……所以过度的压力会导致人心气虚、身体虚。再加上现在的人吃喝玩乐过于优越，肥甘厚腻食物代谢的不良产物多积聚于人体内；而夜生活丰富、睡眠不足的情况时有发生，所以人总会处于一种身体失亨的状态。尤其是心气虚，可以说是诸多疾病的一个共有症状。

如果人一遭遇湿热邪气的侵扰，心气虚会导致病邪很容易袭身。尤其是暑夏季节，湿性弥漫，暑湿相合，氤氲郁遏，内蒙心窍，可以导致人沉困嗜睡、神志模糊、胸肝痞满等。所以我们要善于养心，尤其是在湿热高发阶段，学会养心且能扶助清除湿热外邪对于患者来说是最好的养生方式。下面我们就来学习一道"养心汤"，目的是帮你扶住正气，兼除湿热外邪，保持身体健康。

"养心汤"的制作方法：

养心汤		
原料	制作方法	养生功效
酸枣仁10克，莲子10克，赤小豆20克	酸枣仁、莲子淘洗干净入砂锅中，桂圆去壳放入砂锅中，赤小豆洗净掰开，放入砂锅中。加入3000毫升水，煮至1500毫升，一天不拘时饮，每日1剂。	补养心气、清热利湿、养好心。

在这个食谱中，酸枣仁归经、心经、脾经、肝经、胆经，对养心、平肝理气、润肺养阴、温中利湿等很有益。是扶助心气的良药之一。

而莲子性味甘平，具有补脾止泻、益肾固精、养心安神等功效。莲清心醒脾、补脾止泻、养心、安神明目、补中养神、健脾补胃、止泻固精、益肾涩精止带、滋补元气。主治：心烦失眠、脾虚久泻、大便溏泄、久痢、腰疼、男子遗精、妇人赤白带下等，也是养心健脾、除湿热的良品。

赤小豆：李时珍称红小豆为"心之谷"，还能利水除湿、补血脉、除烦、利水消肿、解毒排脓等，其功用也是有益于心和除湿热的，所以"养心汤"中用红小豆养防除湿热是很有益的。

上述"养心汤"全方以养心食材为主，一般人均可饮用，尤其是在暑夏季节，本汤可作为养心除湿热的长服佳品。但是需要提醒的是，阴虚体质质或偏瘦弱的人不要服用，因为红豆利水效果很强，久服令人枯瘦，所以不适合阴虚体质或瘦人使用。

本节养生要点提炼

❶ 知道心气不足的症状。

❷ 知道养心汤的组方及服用方法以及养生功效等。

"呵"字功补心气，
避诸邪伤心

> ❧ "呵"字功养心，扶助心气，长期练习。心气足，则五脏六腑都安健；正气足，邪不足以伤身。所以不会被湿热侵扰，心气足，湿热更无法伤心。

一天中午，正要下班回家时，有人搀来一个神志不太清的病人。我赶紧让患者躺在门诊室的小床上，给他进行检查。送患者来的人是患者的儿子，他说是听朋友的介绍来找我的。他说他爸病得很蹊跷，忽然就头痛了，并且发病前烦躁不安，发病后吵吵着头痛，且有时候会有神志不清，或昏迷的症状。已经病了两天了，本来是送到一家地方医院急诊进行治疗的，怕延误治疗，所以直接从一家急诊室送到我这儿来了。

我看患者的脉象和舌象。舌红，苔黄糙老且干，六脉烘数，看来是邪热炽盛，熏蒸心包，内扰心神而致。当急治疗以辛寒重剂清阳明无形散漫之热，用白虎汤最合适。所以开了三剂药，让患者儿子抓紧去煎药给患者服用，第二天晚上，患者就好多了，能坐在床上和人聊天了。

第三天复诊，病已无大碍，患者很是感激，说了很多感谢之类的话。之后问我他为什么会得这个病。我说："这可能跟你的体质有关，比如平素是湿热体质，或是爱饮酒、抽烟，爱吃肥甘厚味的食物，生活不规律，爱熬夜，情绪不节制、爱发火等，都有可能导致体内湿气较重，在适当的时候，就有可能引发疾病。此病是湿热犯上焦，伤心所致。所以以后要注意规律生活，注意清淡饮食，注意保持良好情绪，懂得养生，注重养心，这样就不会再犯此病了。"

听了我的话，患者表示以后一定改下。另外，问我还有没有什么好方法来养心。我告诉他，可以试试六字诀中的"呵字功"。

"呵"字功简介及功法动作

"呵"字功是六字诀养生功法中的一节，主要是养护心脏及心经疾病的。动作方法是：

呵（ke）读科。口半张，舌平放于口内，舌尖轻顶下齿，下颌放松。呼气念呵字，足大趾轻轻点地，随即放开。两手掌心向上由冲门穴处起循脾经上提，逐渐变掌心向上，至胸部膻中穴处向外翻掌，上托至眼部，中指对着外眼角处。呼气尽吸气时，翻转手心向面，经面前、胸、腹前徐徐下落，垂于体侧。双手重叠，覆于下丹田，稍事休息，再重复做，共做六次，调息，恢复预备式。

行功时气的走向

以意领气由脾经之井穴隐白上升，循大腿内侧前缘进入腹里，通过脾脏、胃腑、穿过横膈膜流注心中，上挟咽、连舌本入目，上通于脑。其直行之脉从心系上行至肺部，横出腋下，入心经之首穴极泉，沿着手臂内侧的后缘上行，经少海、神门、少府等穴直达小指尖端之少冲穴。

治病机理

按五行相生之顺序，木能生火，心属火，应时于夏，在窍为舌。夏日炎热，心火上炎，咽喉肿痛、口舌生疮、出气灼热、心烦不安等症时有发生。练习"呵"字功可以防治此类病。

另外，做"呵"字功时，小指尖、中指尖可能有麻胀之感，同时与心经有关之脏器也会有新的感应。心悸、心绞痛、失眠、健忘、出汗过多、舌、体糜烂舌强语塞等症，均可练此功治疗。

心病应练"呵"字功。实证应泻，脾为心之子，可练"呼"字功以泻心火，再做"吹"字功以补肾水。这样心肾相交、水火相济，收效颇易。

懂得了上面的"呵"字功养心法，就可以在家多练习，如果能够长期坚持练习，一定会有不错的收获。

❀本|节|养|生|要|点|提|炼❀

❶知道湿热犯上，侵袭心的一些危相。

❷知道"呵"字功的练习方法及养生功效等。

"内视法"养心，
强心避湿热

❀"内视法"养心，可以维护全身正气，养护心气，心气不虚衰，外邪就不易入侵，湿热也就无法侵扰心。

去年夏天参加户外驴友团，去广西游玩。一天中午在下榻的宾馆歇息。忽然想起前两天还在抱怨受不了广西湿热天气而有点头晕眩、胸闷的大明。准备趁着这点空闲时间给他诊治一下。谁知道我去敲了几次门，都没人理我。

回到房间正在纳闷，大明敲门来道歉。他说他刚才在屋里练功，所以没有理我，因为需要一个安静的环境。

❧ "内视法"养心，强心避湿热 ❧

我表示可以理解，问他练的什么功？身体舒服点了没？大明说他正在练习"内视功"，养心，避免外邪伤身，还说自己就因为练习这个功，所以病情被控制住了。我很好奇，让他教教我。大明欣然同意，教我几种内视法的做法：

黄帝内视法

练功时取站、坐、卧均可，手足随意放置，两目轻闭，全身放松，一意存想体内五脏，一个个如悬挂的古式钟磬，光芒四射，五色分明。肝为青色，心为红色，脾为黄色，肺为白色，肾为黑色，一般先把一脏观想清楚后再想下一脏。按五脏相生的次序观想。

此方法是最权威也最养人的内视法，可以协调五脏六腑的功能，维持一生之正气不虚，营卫之气正常，人也就不易被外邪骚扰。

此法在《备急千金要方》中有重点揭示，所谓内视法，即目不外视、将目先内观其脏，若真有所见，其法是："存想思念，令见五脏如悬磬、丑色了了分明，勿辍也。"这句话也是对上面方法的总述。

经络内视法

内视经脉，比如要养心，可以内视心经、心包经，经过反复多次从上到下内视，可以缓解诸如胸闷、心悸、昏瞻等不适症状，重要的是可以增强心和心包的正气，邪不侵身，人也就不易招致外邪的感染等，效果也很好。

部位内视法

哪个部位功感弱、有不适感或有病灶就内视哪个部位。如心脏功感弱可以想到心脏麻、热、胀，意识在心脏部位停留数分钟，此处功感会逐步增强。如一两次达不到理想的效果可多次内视，直到和其他部位功感均衡为止。同样也可以通过此方法内视心包，让它更健康，不引湿热上身。

内视呼吸法

因某种原因生气、情绪激动，已对身体产生不良影响时，应马上进行数次深呼吸。呼气时想到将体内的废气统统呼出；吸气时气要沉到脚下"涌泉穴"，这样情绪会马上平静下来。平时练功情绪不安静时，可以体会腹部及周身皮肤呼吸的情形，即能帮助入静、放松。

听了大明的话，细细琢磨，个个有道理。另外，知道了这些内视法，在生活中多加以应用，能推动心脏搏动，温通全身血脉，兴奋精神，以使生机不息。心主通明，是指心脉以通畅为本，心神以清明为要。心脉畅通，固需心阳的温煦和推动作用，但也需要有心阴的凉润和宁静作用。心阳与心阴的作用协调，心脏搏动有力，节律一致，速率适中，脉管舒缩有度，心血才能循脉运行通畅。心神清明，固然需要心阳的鼓动和兴奋作用，但也需要有心阴的宁静和抑制作用。

❧本|节|养|生|要|点|提|炼❧

了解诸多"内视法"的方法，了解对养心避湿热的作用。学会在日常生活中加以使用，对身心都有好处。

心（心包）经"好药"
养心除湿除热很奇妙

❀经常循经按摩手少阴心经、手厥阴心包经，可以治有关"心"及心经、心包经方面所发生的病症，扶正心之正气，抵御外邪，诸如湿热侵袭。

心（心包）经"好药"养心除湿除热很奇妙

"心热病者，先不乐，数日乃热。热争则卒心痛，烦闷善呕，头痛面赤，无汗。"心主神明，在志为喜，心受热邪，故先有不乐的表现，数日后再发热。热邪与正气相搏，故而突然心痛、面赤，汗为心液，热盛则灼津液，无力作汗，故无汗。

我的老朋友大李生病了，看到他时，我就想起了上面的这段话。据大李的爱人回忆，在我来给大李看病的前三天，大李就开始闷闷不乐了，并且忽然叫头痛，再后来发热、呕吐，把他媳妇吓坏了，所以赶紧给我打电话，让我来看看。

不用说，肯定是热病，至于是不是湿热，还要从其他方面进行判断。舌诊，舌质红，苔黄腻，脉濡缓。看来的确是湿热病了。治宜宣化上焦，辛开其郁，以利三焦。方用安宫牛黄丸加减来治疗。吃药后，很见效，三天后病基本痊愈。

大明找我来复诊，我建议他好好养养心，当然，也没必要刻意去吃药，但是每天循心经、心包经按摩一番则是很有必要的。

手少阴心经、手厥阴心包经，可以治有关"心"及心经、心包经方面所发生的病症，如心脏病、心痛、嗌干、口渴、目黄、胁痛、臑臂内后廉痛厥、掌中热、手心热、肘臂屈伸困难、腋下肿、胸胁胀闷、心痛、心烦、面红、目黄、喜怒无常等。心经和心包经如果气足无偏虚，那么人也不易得上述疾病。当然湿热之邪也更不易伤害心系，不会出现湿热伤心经之病症。所以养足肺经之气血，很重要。

循经按摩心经、心包经的方法是：

明确心经、心包经经脉在人体中的部位、走向

手厥阴心包经：本经起于胸中，出属心包络，向下穿过膈肌，络于上、中、下三焦。其分支从胸中分出，出胁部当腋下3寸处天池穴，向上至腋窝下，沿上肢内侧中线入肘，过腕部，入掌中，沿中指桡侧至末端中

冲穴。另一分支从掌中分出，沿无名指尺侧端行，经气于关冲穴与手少阳三焦经相接。如图所示：

手少阴心经：本经起于心中，出属心系，内行主干向下穿过膈肌，联络小肠；外行主干，从心系上肺，斜出腋下，沿上臂内侧后缘，过肘中，经掌后锐骨端，进入掌中，沿小指桡侧至末端，经气于少冲穴处与手太阳小肠经相接。支脉从心系向上，挟着咽喉两旁，连系于目系，即眼球内连于脑的脉络。如图所示：

循经按摩时可以参照一张心经和一张心包经经络图，即可轻松把握。慢慢摸索，或请教中医经络保健师帮忙按摩或指导穴位按摩，就可以很轻松地掌握这两条经脉的部位走向。

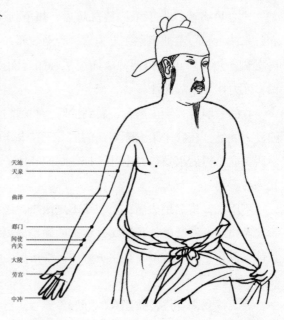

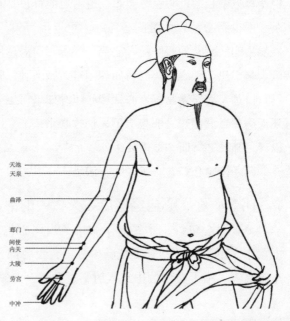

心（心包）经 "好药" 养心除湿除热很奇妙

循经按摩心经、心包经的时间、程度等

按摩心经、心包经除了注意把握心经、心包经的部位、走向，还要注意按摩时间、方法、次数、达到的效果等细节。

首先，最好是在午时（11时到13时），这个时候是心经当令，在这种阴阳交替的关键时刻，历代的养生专家建议人们最好处于休息的状态，不要干扰了阴阳的变化，并且这时在午休的时候按摩一下心经，借助天地阴阳转换的时候，去利用天机的运行来获取对身体有益的能量，对养心和身体是有益的。

在戌时（19时到21时），这个时候是心包经当令。此时，循经推摩心包经，对解郁、解压、养心非常有效。另外，也可以每天晚上临睡觉前拨十来遍 "天泉穴"。在自己的腋下，腋下里边有一根大筋，然后就可以拨动它。这样做，可以养心，并且能除掉心包积液，心包积液除掉了，心脏的活力就加强，整个身心的代谢都会加强。

按摩心经和心包经每次循经按摩3～6遍，以掌推，并在每一个肺经穴位上稍稍按揉最好。

长期进行这样的操作，对保证心脏、心包及心经、心包经所络属的部位有很好的养护作用，不妨试试操作，长期坚持必能有不错的收效。v

❀本|节|养|生|要|点|提|炼❀

❶ 知道心经的循经位置、养心养生功效、循经推拿按摩的方法等。

❷ 知道心包经的循经位置、养心养生功效、循经推拿按摩的方法等。

心经湿热易失眠，
"酸枣薏仁汤"可安神除邪好助眠

🍂酸枣仁安眠养心效果棒，还能兼除湿。薏米是除湿热的要药，两者合用对于湿热扰心而失眠的人是有益的。

　　小六已经连续失眠三天了，很是郁闷。并且白天工作效率超低，心烦、易怒，组长已经发现他好几次了，还给了通报批评。小六心里很不爽。他来找我时，心里很委屈，说自己也不想失眠啊，也不想上班睡觉，也不想发火，也不想头晕目眩……可是身体在这儿闹别扭，自己也没办法啊！

　　听了小六的话，觉得他的确够委屈，所以准备帮他好好调理一下。当时正是暑夏季节，天气闷热难眠是难免的。而小六素来是湿热体质，而且现在湿热又入心，心主血，温病邪热深入血分，更易扰乱心神，引起神昏、嗜睡等。所以治疗小六的病，最好的办法就是除湿热，健养心脾，尤其是要养心神，清心开窍，兼以祛痰。这样可以助眠，使之精神焕然。开了茯苓、薏米、酸枣仁、牛黄、黄芩等为主的方药，治疗一周后，小六自感舒服多了，整个人也充满了活力。

　　再次来复诊，建议他如果暑夏季节睡不着觉，可以试试"酸枣薏仁汤"。因为小六是湿热体质，暑夏季节对于他来说，比一般人更容易遭遇湿热之邪的侵扰，所以如果用酸枣薏仁汤来保健，对于湿热体质的人，安神助眠、防治湿热侵身等其他病更有益。

心经湿热易失眠，"酸枣薏仁汤"可安神除邪好助眠

酸枣薏仁汤		
原料	制作方法	养生功效
酸枣仁15克，薏米30克	酸枣仁淘洗干净，掰开，入砂锅中，薏米淘洗干净，放入砂锅中。加入3000毫升水，煮至1500毫升，一天不拘时饮，每日1剂。	补养心气、清热利湿、养好心、好安眠。

酸枣仁是安眠的好药，《本经》中讲"主烦心不得眠，今医家两用之，睡多生使，不得睡炒熟，生熟便尔顿异"。现代的动物实验研究表明，酸枣仁煎剂给大白鼠口服或腹腔注射均表现镇静及嗜睡，无论白天或黑夜，酸枣仁均能表现上述作用。小白鼠口服时的镇静指数为1.95，与巴比妥类药物表现协同作用，酸枣仁被连续使用6天后，动物睡眠会变浅，持续时间缩短，即产生耐受性，但停药1周后可消失。

并且在《本经》中还讲，酸枣仁"主心腹寒热，邪结气聚，四肢酸疼，湿痹"。《本草再新》中讲可以"平肝理气，润肺养阴，温中利湿，敛气止汗，益志定呵，聪耳明目，治虚烦不眠，惊悸怔忡、烦渴、虚汗等"。

综上所述，酸枣仁养生安眠很有用。另外，红色入心，且酸枣仁入脾、心经，可以养护脾胃正气，避免湿热邪气的产生，并能养护心气，避免湿热伤心经，所以对湿热扰心导致的失眠很有益。

另外，薏米也是健脾、利湿、除烦的良药，所以与酸枣仁合用，可以养心、健脾、除湿热，是安眠的良药。

❈本│节│养│生│要│点│提│炼❈

① 知道湿热扰心，导致失眠的症状及病因等。

② 知道"酸枣薏米仁汤"的养生养心除烦安虑保健作用，知道此食方的配伍、制作方法等。

湿热蒙心胸憋闷，
"丝瓜养心汤"除邪除憋闷

❈猪心"以形补形"，可以养心，丝瓜清热除湿利尿解毒，除烦渴，所以二者合用，对于防治湿热蒙心窍、神昏、胸闷、烦热等病症有益，尤其适合暑夏季节服用。

　　张某，男，65岁，1997年夏季来就诊。雨后天晴，暑热湿动，患者因农忙，起居不慎，感湿热外邪致病。得病后三天，觉得身热头晕，心胸憋闷，浑身没劲，没有食欲。大便稍溏，小便不畅，舌白苔腻，脉象濡软略滑。病属暑外迫，湿阴中、上焦所致，治疗当芳午宣化，辛开苦泄。方用鲜佩兰、鲜藿香、大豆卷、制厚朴、陈皮、川连等，服药两天，复诊，身热渐退，头晕已减，但胸腹仍觉得闷，舌白苔腻，脉象濡滑，再在前方基础上加草蔻、杏仁，连服三服而愈。

后来患者打来电话跟我道谢，问我有没有什么好的保健方法，针对他的情况，我给他开具了"丝瓜养心汤"来保健。为什么开这个食谱，是因为患者的病症属于热邪深入营分，内闭心包，邪热扰心，神明内乱，则觉得心胸憋闷。所以治疗以清心开窍、宣畅气机为主。"丝瓜养心汤"有这个营养功效，所以值得选择，先来看看"丝瓜养心汤"的做法：

丝瓜养心汤		
原料	制作方法	养生功效
猪心500克，丝瓜200克，其他调料适量。	把猪心切成薄片，荸荠削皮待用，玉竹用水煮，提取浓汁20毫升；配荸荠、韭黄、鸡汤，加入食盐、胡椒、葱、姜适量煸炒，淋入醋和麻油少许。每日1~2次，可治心理压力大而引起的失眠。	补养心气、清热利湿、养好心、胸不憋闷。

民间素有"以心补心"之说，中医认为，猪心性平味甘咸，入心经，有补虚养心、安神定惊的功效，可主治心气血不足所致的惊悸、胸闷，怔忡、自汗、失眠等症。

并且猪心相对于其他动物肝脏来说，是很干净的内脏。它不像肝脏那样参与解毒，不像肾脏那样参与废物排泄，不像肠子那样污染物水平较高胆固醇也较高。所以"内脏不健康"的传说，不应包括心脏。在夏季吃点猪心，可以养心，因为夏季要重养心，喝猪心汤是很合时宜的时令补膳。并且火对应心，心主血脉，如有心悸、胸闷、失眠、健忘、烦躁，甚至心前区疼痛等症状时，就需要养心了，猪心很给力。

而本食谱中的丝瓜味甘、性凉，入肝、胃经，通行十二经，可通络活络，清热化痰；具有消热除湿、凉血解毒、解暑除烦、通经活络、祛风等功效；用于治疗热病身热烦渴、胸腹憋闷、痰喘咳嗽、肠风痔漏、崩漏、带下、血淋等病症。

　　并且丝瓜是暑夏季节的时令蔬菜，最养人，在暑夏季节能选择丝瓜与猪心合用，可以补养心气、清热利湿、除心胸憋闷。尤其是暑夏季节服用，可以说是一道很美味的养心、除暑湿的绝妙药膳，并且还能保护皮肤、消除斑块，使皮肤洁白、细嫩，是不可多得的美容佳品。感兴趣的朋友，可以试试。

本|节|养|生|要|点|提|炼

❶ 知道湿热扰心，导致心胸憋闷的症状及病因等。

❷ 知道"丝瓜养心汤的"的养生养心保健作用，知道此食方的配伍、制作方法等。

心脏病最怕湿热扰，
"高丽参保健茶"可防病

> 高丽参大补元气、养心除烦等，百合也是常用的养心、滋润药，所以两者合用，养身养心效果绝佳，对防治外邪侵袭身体有益。

我一朋友家的孩子，先天性心脏病。经常得吃药救护。二十三四岁的时候，刚大学毕业，同学约她一起去海边玩了三天，回来后，就开始犯病。不仅原来的症状出现了，还更严重了，发执、烦躁不安、神志不清，甚至昏迷，这可把一家人给吓坏了。送到医院急救，中医、西医齐上，终于把孩子的命给保住了。

出院后，孩子的妈妈可是不敢大意了，非要找我去看看。翻看孩子的病历，知道是湿热袭身导致，因为她本来就有心脏病，所以就出现了上面的危相。

她妈妈问我怎么办？我说吃药调理吧，她说吃药也不能一辈子吃药唯，有没有好一点的办法。我想了想告诉她要不平时给病人喝点"高丽参茶"吧，这个对除湿热、养心保健是很有益的。

针对湿热体质者的"高丽参保健茶"的制作方法是：

高丽参保健茶		
原料	制作方法	养生功效
高丽参5克，百合5克。	高丽参切成薄片，百合泡发待用。将上述药材一起入瓷杯或玻璃杯中，忌铁器或塑料杯，充入沸水，浸泡10分钟，即可饮用。每天一剂，随喝随泡。	补养心气、清热利湿、养心、增强免疫力等。

人参自古以来拥有"百草之王"的美誉，更被东方医学界誉为"滋阴补生，扶正固本"之极品。具有大补元气、滋补强壮、生津止渴、宁神益智等功效，适用于心力衰竭、惊悸失眠、体虚者、心源性休克等。高丽参是人参中的一种，也具有大补元气、生津安神等作用，适用于惊悸失眠者、体虚者、心力衰竭、心源性休克等。现代医学研究显示，高丽参有多种滋补效能。日本和韩国学者经研究发现，高丽参在预防心脏病、糖尿病、动脉硬化、高血压等方面有明显效果，高丽参还有抗癌、控制疾病、促进血液循环、防止疲劳、增强免疫力等方面的功效。所以对于心脏病患者来说，服用高丽参有很好的保健作用。

百合入心经，性微寒，能清心除烦、宁心安神，用于热病后余热未消、神思恍惚、失眠多梦、心情抑郁、喜悲伤欲哭等病症。

二者合用，加强补养心气的作用，对防治外邪入侵心脉很有益。

❀本|节|养|生|要|点|提|炼❀

❶ 知道湿热扰心对心脏病患者的危害。

❷ 知道"高丽参保健茶"的养生养心保健作用，知道此食方的配伍、制作方法等。

湿热伏中伤及肝胆，
疏肝除邪免受湿热侵犯

　　肝主疏泄，还是人体的"将军之官"，主谋虑，主疏泄。主要表现在调节精神情志，促进消化吸收，以及维持气血、津液的运行三方面。肝的功能正常，人体就能较好地协调自身的精神、情志活动，保持正常的消化、吸收功能，维持气血、津液的运行。若肝失疏泄，或出现其他状况时就会出现一系列的病症，给人体健康带来危害。并且湿热也易侵犯肝胆，导致肝胆湿热，出现胁肋胀痛、口苦纳呆、呕恶、腹胀、大便不调、小便短赤、身目发黄、阴囊湿疹、或带下黄臭、外阴瘙痒等症。所以为了肝胆的功能保持正常，为了湿热不侵犯肝胆而带来相关疾病，我们就要学会养护肝胆，本章就是教你如何养肝避免湿热邪气侵扰身心的方法。

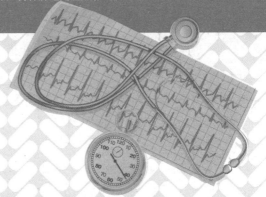

绿色食物是
养肝清湿热圣品

> ✿在五行理论中，五色入五脏，"肝主青色，青色入肝经"。青色入肝，所以吃青色的食物可以养肝、舒肝，并且青色食物多属"清肝泻火"的食物，所以养肝可以多吃青色食物。

其实有时候生活中最简单的事物就是我们养生的最佳帮手。先来看一个例子：

王小姐，27岁，属于那种非常不积极乐观，爱抑郁的人，每次找我来看病，总是唉声叹气，其实她的病不是很严重，就是爱抑郁的原因，多数时候我给她看病，总是教育她要保持好心情，不要抑郁，不要发怒。可是每次她都点头是，过段时间又是因为同样的问题来找我"看病"。

忽然觉得自己像一个"安慰剂"，为了帮助王小姐彻底断绝对这种就医行为产生依赖性，我建议她有什么事情可以给我打电话，不必天天跑来看医生。

又一次，暑夏季节，王小姐打电话说她最近又不舒服了，睡眠浅，晨起腰酸背痛，尿少黄，大便黏腻，无规律，肢体困倦无力，右肋隐痛，满脸痤疮，鼻翼发红。加上平常给她看病的经验，知道她又是因为最近情绪不好，加上天气湿热所致的。她说她第二天要来挂门诊。我建议她别来了，还是在家自己治疗吧。

她对我的建议犹豫了一下，也接受了。我告诉她，最近10天，每天都吃些绿豆薏米粥，一日三餐顿顿都吃些绿色的叶菜，或者黄瓜、丝瓜、苦瓜、绿茄子、绿菜花等一些绿色的食物。这对她的身体不舒服症状有很好的

"治疗"作用。听了我的话，王小姐很是坚持，10天之后告诉我真的"好多了"！

其实她的"病好了"，一部分是心理作用，一半是吃绿色食物起到了"安慰剂"的作用，还有一半是绿色食物真的有养肝、清热解毒、利湿的作用。并且她大量摄入绿色食物，也减少了肉食、油炸食物等的摄入，这也间接地给肝脏排了毒，身体净化了，肝脏净化了，毒素减少了，所以她的病就"好了"。

虽然在这个个案中，"安慰剂效应"的成分大一些，但是不得不提出的是，绿色食物是养肝清热的佳品。

在五行理论中，五色入五脏，"肝主青色，青色入肝经"。青色入肝，所以吃青色的食物可以养肝、舒肝。如果我们从性味归经的角度去讲，青色食物多是入肝经的，并且大多是可以"清肝泻火"的食物，青色食物多汁多水，并且清凉爽口，还多有利尿的作用，所以青色食物可以养肝清湿热，是大自然赐予人们最好的养肝食物。来看几种最有益于养肝的青色食物，如：

芹菜

性凉，味甘辛，无毒；入肺、胃、肝经，具有清热除烦，平肝以及凉血止血的作用。从现代医学的角度来看，芹菜合铁量较高，能补血，肝藏血，多食可以补肝血，清热、解毒、预防肝火过旺。并且还能利水利尿，所以养肝、除湿热，离不开芹菜。

苦瓜

味苦，性寒；具有消暑清热、解毒、除邪热、强身、使人精力旺盛不易衰老的功效；还可用于治疗发热、中暑、痢疾、目赤疼痛、恶疮等。也是有益于肝脏的青色食物。

菠菜

古代中国人称之为"红嘴绿鹦哥"。古代阿拉伯人也称它为"蔬菜之王"。补血止血、利五脏、通血脉、止渴润肠、滋阴平肝、助消化。主治高血压、头痛、目眩、风火赤眼、糖尿病、便秘等病症。也是滋肝养肝、除湿除热的青色美食。

西兰花

被称为绿色蔬菜王冠，也有着很好的营养保健作用，性凉、味甘；可补肾填精、健脑壮骨、益肝，补脾和胃；主治久病体虚、肢体痿软、耳鸣健忘、脾胃虚弱、肝胆湿热等病症。

绿豆

绿豆具有粮食、蔬菜、绿肥和医药等用途，是中国人民的传统豆类食物，有"济世之食谷"之说。在炎炎夏日，绿豆汤更是老百姓最喜欢的消暑饮料。绿豆性味甘凉，有清热解毒之功。绿豆能够清暑益气、止渴利尿，还有解毒作用。自《开宝本草》记载："绿豆，甘，寒，无毒。主丹毒烦热，风疹，热气奔豚，生研绞汁服，亦煮食，消肿下气，压热解毒。"纵观各家本草，对绿豆清热祛暑解毒、利水等药用功效都极为推崇。所以绿豆绿色养肝，且能利水、清热、排毒，也是养肝首选佳品。

除了上面列举的这些绿色食物，像香棒、豌豆、小葱、韭菜、青蒜、青豆、豇豆等都有很好的养肝清湿热作用。想要湿热不侵扰肝，可以多选择。

❈本|节|养|生|要|点|提|炼❈

❶ 知道绿色入肝的五行理论。

❷ 知道绿色食物养肝的功效和相关的绿色食物等。

补血食物最养肝，
加点料除湿热

> ✦肝藏血，肝如同"血库"一般，能够贮藏一定的血液，以供人体活动所需，发挥其濡养脏腑组织、维持相应功能的作用。常吃些补血的食物，有益于肝，避免肝血虚，出现诸多不适症状，并且吃补血食物，养肝补血，把肝养好了，邪不侵身，人也就不易受肝胆湿热的困扰了。

上面说了青色食物最养肝，是因为五行中青色入肝，并且多种青色食物都属清凉利湿解毒之品，所以非常有益于防治养肝。

其实除了青色食物，补血的食物也有很好的养肝作用。因为肝藏血，肝如同"血库"一般，能够贮藏一定的血液，以供人体活动所需，发挥其濡养脏腑组织、维持相应功能作用。《黄帝内经·灵枢·本神》提到："肝藏血，血舍魂。"《黄帝内经·素问·五脏生成》亦云："故人卧血归于肝，肝受血而能视，足受血而能步，掌受血而能握，指受血而能摄。"如果血不足，肝气不旺，人就易出现各种疾病。所以吃些补血的食物，有益于肝，把肝养好了，邪不侵身，人也就不易受肝胆湿热的困扰了。

如果能够有目的地在补肝血的食物中加些"料"，就是一道道补肝养血清湿热的美味了。下面我们就一起来看看哪些食物可以补肝血，加点料可以除湿热：

常见的补血食品

常见的补血食品有：动物肝脏、肾脏；其次是瘦肉、蛋黄、鸡、鱼、虾和豆类，绿叶蔬菜有苜蓿、菠菜、芹菜、油菜、苋菜、荠菜、黄花菜、番茄等，黑豆、胡萝卜、面筋、金针菜、龙眼肉、萝卜干等。

有几种食物需要特别指出，非常有益于人补益肝脏：

动物肝脏，以形补形，所以猪肝、鸡肝、牛肝等都是补血养肝很好的食物。尤其是这些食物富含铁质，还有维生素A、B_1、C和蛋白质、脂肪及秋水仙碱等营养素，能起到补肝血作用。

胡萝卜，含有维生素B、C，且含有一种特别的营养素胡萝卜素，对补血养肝极为有益，所以胡萝卜煮汤是很好的补血汤饮。

菠菜含铁质、胡萝卜素极为丰富，所以菠菜可以算是补血蔬菜中的重要食物。

另外，民间也常用桂圆肉、大枣、花生内衣作为补血养肝食品。现代医学研究证明，只有二价铁离子才能被人体吸收。在酸性环境下，三价铁易转变为易溶于水的二价铁，如果老年人体内缺乏胃酸，铁的吸收便会受到阻碍。所以，为了促进铁质的吸收，还应吃一些酸性的食物，如西红柿、酸枣、酸黄瓜、酸菜等。

维生素C也可促进铁质的吸收和利用。因此，可多进食含维生素C丰富的食物，如新鲜的蔬菜和水果。

常见的补肝血饮食有"三七炖鸡"，其制作方法是：

补血食物最养肝，加点料除湿热

三七炖鸡		
原料	制作方法	养生功效
三七10克，乌鸡一只。	鸡如常法处理干净，切点头和屁股，放沸中焯一下，然后将鸡入砂锅加入三七，再加些水和相关调料，炖至鸡熟烂，即可服食。	乌鸡性平、味甘，具有滋阴清热、补肝益肾、健脾止泻等作用。乌鸡是补虚劳、养身体的上好佳品，人们称乌鸡是"黑了心的宝贝"，食用乌鸡可以提高生理机能、延缓衰老、强筋健骨。对防治骨质疏松、佝偻病、妇女缺铁性贫血症等有明显功效。《本草纲目》认为乌骨鸡有补虚劳羸弱，制消渴，益产妇，治妇人崩中带下及虚损诸病的功用。三七性温味甘，能止血化淤、与乌鸡同用，具有补脾肾、益气血、养肝，补虚羸的作用。

"韭菜炒猪肝"的制作方法是：

韭菜炒猪肝		
原料	制作方法	养生功效
猪肝、韭菜，洋葱、其他调料适量。	洗净猪肝的血液，切成5毫米薄片，先下锅煮至七成熟，然后与新鲜韭菜、洋葱同炒，并调好味。	养肝、补肝血，保证肝气不虚，邪不侵扰，不至于得肝病。

"龙眼枸杞粥"的制作方法是：

龙眼枸杞粥		
原料	制作方法	养生功效
龙眼肉、枸杞各20克，黑米、粳米各50克。	将龙眼肉、枸杞、黑米、粳米分别洗净，同入锅，加水适量，大火煮沸后改小火煨煮，至米烂汤稠即可。	养肝养血，滋补元气，维持身体正气不虚，有助抵制清热侵袭。

除了上述介绍的内容，生活中，可以补肝血、养肝的食物还有很多，大家可以根据自己的条件自由选择。

❀本|节|养|生|要|点|提|炼❀

❶ 知道补血食物对养肝、抵御外邪的作用。

❷ 知道补血食物都有哪些，知道如何给补血食物加点料制成养肝补血抵邪食品。

泡脚泄湿热，
养好肝胆脸蛋靓

> 祖国医学的经络理论认为，五脏六腑自足三阴经（脾、肝、肾）始，踝部以下有66个穴位可供养身体。泡脚也能泻下三焦湿火，帮助肝脏排毒，也有益于皮肤爱出油、爱长痘的情况防治。

我有一朋友，人长得很漂亮，虽然已是过40岁的人了，但是爱美爱折腾的本性依然没变。平常大家在一起玩的时候，也没觉得她哪儿不合适，可是最近半年她总是抱怨自己的脸上、头上特别爱出油，整天蓬头垢面的，也爱长痘痘。

一开始我也没拿她的话当回事，后来有一天她去参加一个宴会，本来好好打扮了一番的，结果宴会结束后，她发现自己的照片"非常老、非常丑"，这让她的自尊心大受伤害，所以找到我，非要让我给她好好诊治一下。

给她检查，发现她体质偏湿热，肝火旺，并且爱发火，给她开药，她又不吃，让我告诉她其他方法。

其他方法，我想了想，告诉她："那就用泡脚的方法吧！"

祖国医学的经络理论认为，五脏六腑自足三阴经（脾、肝、肾）始，踝部以下有66个穴位。在中医看来，热水泡脚如同用艾条灸这些穴位一样，有推动血运、温煦脏腑、健身防病的功效。对于改善脏腑的功能也是有益的。泡脚也能泻下三焦湿火，帮助肝脏排毒，还能安神助虑，有益于皮肤爱出油、爱长痘的情况防治。

并且从肝的角度来论述，因为肝脏是血库，中医称"发为血之余"，头发是肝脏健康状况与否的一种表现形式，对于爱出油掉发的人，对肝脏作一些养护调理还是很有必要的。泡脚可以通过肝经对肝进行调理，可以起到调整脏腑功能、除去脏腑多余垃圾、增强体质的作用。而头发和面部出油就是肝脏太湿热，"垃圾"太多的缘故，所以泡脚清肝利湿，头发和脸蛋自然不出油。

用热水泡脚，对于健康人来说，一般用清水或用盐水、醋水泡脚就可以了，简单方便。也可以加一些药材来泡脚，比如想泄下肝火，除湿热，就可以养心安神、舒肝解郁、改善睡眠。比如用五味泡脚片。主要成分有：五味子、香附、夜交藤、郁金、百合、石菖蒲等。经常用此药汤来泡脚，可使全身血脉流通，有利于身心健康。

泡脚最好安排在晚上10点左右，这个时间段也是马上要上床睡觉的阶段，这样做有益于在子时肝经排毒。

有句古话说得好："春天洗脚，升阳固脱；夏天洗脚，湿邪乃除；秋天洗脚，肺腑润育；冬天烫脚，丹田暖和。"一年四季用热水洗脚对人体皆有好处。所以，在平日里要注意泡脚。长期坚持泡脚，不仅可以排毒泄湿火，还能养护好五脏六腑，有助身体安康，容颜漂亮。

本|节|养|生|要|点|提|炼

① 知道头皮和脸爱出油跟肝有关。

② 知道泡脚的方法以及泡脚给养肝带来的好处等。

"嘘" 字功养肝，
湿热想克肝胆也不易

> "嘘" 字功是养肝胆的保健功法，常练习可以保证肝胆气足，功能正常，抵制湿热袭身。

前段时间有个女孩来找我看病，告诉我她有一件很难为情的事——她觉得自己的小便赤黄气味骚臭。她觉得一个女孩子不应该出现这样的情况，所以求我给她治疗。给她诊治时，发现她面赤唇红，舌质红，少津，脉象滑数。问二便有大便干燥，尿道烧灼感比较严重的情况。做了小便检查，有白细胞。

给她开了清利肝经湿热的八正散加味。方用车前子、木通、瞿麦、萹蓄、滑石、栀子、大黄、生草、柴胡、泽泻、竹叶等，水煎服，一日两次，五天后来找我，说情况好多了。说不想吃药了，让我教教她其他的防治方法。

想到前段时间教给一个患者用"呵"字功来养生的事，所以也教给这患者怎么用"嘘"字功来治胆气，避免湿热克肝胆。"嘘"字功的具体练习方法和养生功效如下：

"嘘" 字功简介及功法动作

"嘘"字功是六字诀养生法中的一节，可养肝。操作方法是：

嘘，读（xū）。呼气念"嘘"字，足大趾轻轻点地，两手自小腹前缓缓抬起，手背相对，经胁肋至与肩平，两臂如鸟张翼向上、向左右分开，手心斜向上。两眼反观内照，随呼气之势尽力瞪圆。呼气尽吸气时，屈臂两手经面前、胸腹前缓缓下落，垂于体侧。再做第二次吐字。如此动作六次为一遍，作一次调息。

行功时气的走向

意念领肝经之气由足大趾外侧之大敦穴起，沿足背上行，过太冲、中都，至膝内侧，再沿大腿内侧上绕阴器到达小腹，挟胃脉两旁，属肝、络胆，上行穿过横膈，散布于胸胁间，沿喉咙后面经过上颌骨的上窍，联系于眼球与脑相联络的络脉，复向上行，出额部与督脉会于泥丸宫之内；另一支脉从肝脏穿过横膈膜而上注于肺，经中府、云门，沿手臂内侧之前缘达手大拇指内侧的少商穴。

治病机理

练"嘘"字功时，慢慢地眼睛明亮，视力会逐渐提高。"嘘"字功可治眼疾，肝火旺、肝虚、肝大、肝硬化，肝病引起的食欲缺乏、消化不良以及两眼干涩、头晕目眩等，练此功都有疗效。

肝病练"嘘"字功。实证应泻，心为肝子，可用"呵"字功泻之。虚症应补，肾为肝母，可用"吹"字功补之。

只要是和肝胆有关的疾病，都可以多选用"嘘"字功来养生保健，并且男女老少皆宜。可以保证肝气充足，功能正常抵制湿热袭身。

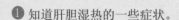

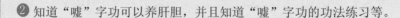

❀本|节|养|生|要|点|提|炼❀

① 知道肝胆湿热的一些症状。

② 知道"嘘"字功可以养肝胆，并且知道"嘘"字功的功法练习等。

肝、胆经一用，
疏肝避邪湿热不沾身

> 肝经、胆经是人身自有的养护肝胆的"大药"，通过循经按摩肝、胆经可以养护肝胆之正气，抵御外邪入侵。可避免肝胆湿热。

小华不知道从哪儿看来的，说是每天只要敲肝经、胆经，人就不会得病，所以特意去买了一个按摩锤，准备每天对肝经、胆经敲一敲。她的室友，也就是我的老患者琴琴，看小华这样做，也跑过来问我，她是不是也可以这么做？

想到琴琴每次来找我看病都是为了调理湿热体质，要么为了痘痘，要么为了两肋痛，要么为了大便不爽，再就是为了眼睛不舒服等。反正多是跟湿热、跟肝火有关。所以她问我可不可以这么敲时，我则告诉她完全没有问题，可以这么做，不仅可以敲，而且可以推拿和按摩。方法是：

明确肝经、胆经经脉在人体中的部位、走向

厥阴肝经：起于足大趾爪甲后丛毛处（大敦穴），沿足背内侧向上，经过内踝前1寸处（中封穴），上行小腿内侧（经过足太阴脾经的三阴交），至内踝上8寸处交出于足太阴脾经的后面，至膝内侧（曲泉穴）沿大腿内侧中线，进入阴毛中，环绕过生殖器，至小腹，夹胃两旁，属于肝脏，联络胆腑，向上通过横膈，分布于胁肋部，沿喉咙之后，向上进入鼻咽部，连接目系（眼球联系于脑的部位），向上经前额到达巅顶与督脉交会。

目系分支：从目系走向面颊的深层，下行环绕口唇之内。

肝部分支：从肝分出，穿过横膈，向上流注于肺，与手太阴肺经相接。

联系脏腑：属肝，络胆，与肺、胃、肾、脑有联系。如图所示：

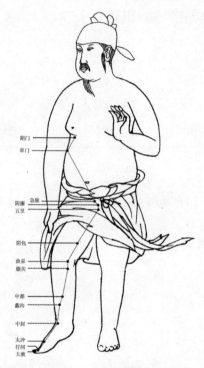

足少阳胆经：起于眼外角（瞳子髎穴），向上到达额角部，下行至耳后（完骨穴），外折向上行，经额部至眉上（阳白穴），复返向耳后（风池穴），再沿颈部侧面行于手少阳三焦经之前，至肩上退后，交出于手少阳三焦经之后，向下进入缺盆部。

其包括如下几个分支：

耳部分支：从耳后（完骨穴）分出，经手少阳的翳风穴进入耳中，过手太阳经的听宫穴，出走耳前，至眼外角的后方。

眼外角分支：从眼外角分出，下行至下颌部足阳明经的大迎穴附近，会合于手少阳经到达目眶下，下行经颊车，由前脉会合于缺盆后，然后向下入胸中，穿过横膈，联络肝脏，属于胆，沿着胁肋内，出于少腹两侧腹股沟动脉部，经过外阴部毛际，横行入髋关节部（环跳）。

缺盆部直行分支：从缺盆分出，向下至腋窝，沿胸侧部，经过季胁，下行至髋关节部（环跳穴）与前脉会合，再向下沿大腿外侧，出膝关节外侧，行于腓骨前面，直下至腓骨下段，再下到外踝的前面，沿足背部，进入足第四趾外侧端（足窍阴穴）。

足背分支：从足背（临泣穴）分出，沿第一、第二趾骨间，出趾端，穿过趾甲，回过来到趾甲后的毫毛部（大敦，属肝经），与足厥阴肝经相接。如图所示：

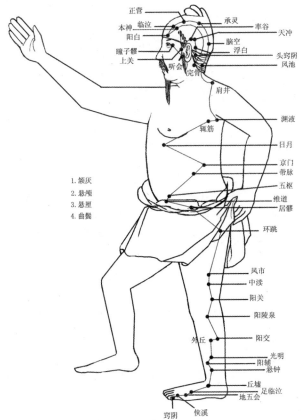

循经按摩时可以参照一张肝经和胆经的经络图，即可轻松把握。慢慢摸索，或请教中医经络保健师帮忙按摩或指导穴位按摩，就可以很轻松地掌握此经脉的部位走向。

循经按摩肝经、胆经的时间、程度等

按摩肝经、胆经除了注意把握肝经、胆经的部位、走向，还要注意按摩时间、方法、次数、达到的效果等细节。

首先，最好是在晚上11点前进行循经按摩，因为晚上11时—1时，1时—3时是胆经和肝经当令，此时人要进入深睡眠，才有助于肝胆经排毒，养护肝胆。我们在该睡的时候不睡进行循经按摩是不对的，所以最好在11点前，也就是临睡前对肝经、胆经进行循经按摩不仅有助于排毒，养护肝胆，还有助于好睡眠，并且和三焦经一起按摩，可以增强养生效果，让11时到次日凌晨3时都在深睡眠中，更有益于养肝胆。

按摩肝经和胆经每次循经按摩3～6遍，以掌推，并在每一个肝经和胆经穴位上稍稍按揉最好。

长期进行这样的操作，对保证肝胆健康，避免诸如湿热外邪的侵扰，是很有益的。不妨试试操作，长期坚持必能收效。

本|节|养|生|要|点|提|炼

❶ 知道肝经和胆经有益于养护肝胆抵制湿热。

❷ 学习按摩肝经胆经的方法、养生功效等。

久视伤肝，

现代人要经常闭目养神

> "肝开窍于目"，肝提供血液和阴津滋养眼睛，反过来如果眼睛太累，"久视则伤肝"，所以现代人要注意多闭目养神，有助于养肝。

林林是文字编辑，工作以来，七八年了，一直用电脑，天天都要看书、看电脑、看资料等。朋友说林林真幸福，天天坐办公室很清闲，可是林林却有说不出的苦，因为天天要看电脑、看书、看资料，每天下午过了两三点后，眼睛就开始昏、模糊，并且跟眼眵糊了眼睛似的，老是想揉眼睛。不光如此，每天一到下午，林林就觉得两肋闷痛，爱叹息，有时候都想恶心呕吐。

一开始林林对于自己的这些症状视为"正常"，可是后来发现越来越严重了，所以不得不想一些法子来解决。比如做眼保健操、喝菊花茶等，只要是林林稍稍休息，做做眼保健操和多饮用些菊花茶，眼睛的不适症状还是有些缓解的，尤其是喝菊花茶后身体也是比较舒服的。

后来林林听朋友介绍，找到我，希望我能解决她的困扰。

当听完林林的"病历"后，我明白了一个道理，那就是林林的所有症状都跟她的这份工作有关。久视伤肝，林林当了8年编辑，所以眼睛用得过度了，中医里有一句话就是说肝和眼睛的关系，叫"肝开窍于目"。所谓"肝藏血"是肝的功能之一，它提供的血液和阴津就是滋养眼睛的，可以说，肝是明目的源泉。肝不好的时候，受到抑制，分泌的血液和阴津减少，自然使眼睛得不到滋养，感觉到干涩。肝通目，用眼过度也会对肝造成伤害。如果经常对着电脑，常常会觉得看不清东西，这时候最好考虑一下，在保护眼睛的同时也保护一下肝。所以说，现代人，尤其是电脑一族，养眼就是养肝，而养"肝"也有益于养目。

林林前面说的，做眼保健操、喝菊花茶，这对于养肝都是有益的。

另外，我还要提醒林林和大家的是"久视伤肝"，这个罪魁祸首，就是久视，所以为了不久视，避免伤眼伤肝，我们就要注意多闭目养神。方法是：

保证充足的睡眠

每天晚上10点上床睡觉，保证第二天早上6点起床，这对养神养眼有好处。

利用好上下班时间

平常上下班时间，注意闭目养神。上下班时间坐公交，或者坐小车，你有时间有座位就可以多闭目养养神，要是能配合内视、冥想呼吸等则更好。尤其是路途比较远的朋友，这是一个不错的闭目养神的机会。长时间坚持这么做，早上可以有益于一天的精神振奋，更有益于工作。晚上则可以修整一天的疲惫，让你迅速恢复精力。

在工作闲暇时闭目养神

方法是自觉自发的，在工作1个小时左右后，停下手里的工作，站起来活动一下，做做眼保健操，然后闭目养神一番，每次休息15分钟，更有益于工作效率，能够养目养肝。

做到了上面的这几条，就能很好地养眼，继而更有益于肝，肝好，气不虚，外邪不易欺负，人也安康，所以现代人要注意多效仿，常照做，会取得很好的效果。

❀本|节|养|生|要|点|提|炼❀

❶ 知道肝和眼睛的养生关系。

❷ 学会"闭目养神"以养肝气，保证身体不虚、外邪不扰。

湿热肋痛，可用
"玫瑰疏肝茶"来保肝除邪治疼痛

❀玫瑰花是调和肝脾、行气活血的养生佳品，主要适合于肝胃不和所致的胁痛脘闷、胃脘胀痛行症，"玫瑰疏肝茶"精选的玫瑰和佛手疏肝解郁好养肝，并能除湿热肋痛。

陈女士，今年45岁，上海人。2008年开始，出现两肋时时隐痛，身乏体重。眼球昏黄。2010年来北京探亲，被人介绍到我这儿来看看"病"。

听了陈女士的病情自述，初步的诊断就是肝郁。因为临床出现两肋痛的情况多跟肝胆淤滞有关。并且患者也是一个情绪化的人，爱发怒，再加上45岁正处于更年期的临界点，所以现在的毛病多以疏肝为主。给她进行进一步的诊断，表明，舌质暗，舌苔黄，尺脉浮数，所以肝有湿热，她的症状应该以疏肝利胆、清湿热来治疗。给她开了些汤药，方用：醋炒柴胡、黄芩、茵陈、郁金、当归、赤芍、茯苓、猪苓、通草等。陈女士服用5剂后，两肋痛的情况大有所减。之后要着急回上海，所以在原方的基础上加减，重在疏肝、益气，然后带药回上海。

又服一周，患者打电话过来说，基本不难受了，问我有没有更好的保健方法，以后不用再吃药了。我告诉她可以服用"玫瑰疏肝茶"来保肝除邪治疼痛，她欣然答应，并且认真记下配方。方法是：

玫瑰疏肝茶		
原料	制作方法	养生功效
玫瑰花5克，佛手5克。	将玫瑰花、佛手一起入瓷杯或玻璃杯中，充入沸水，浸泡10分钟，即可饮用。每天一剂，随喝随泡。	和中理气、消痰利膈，主治两肋胀满、肝郁气滞等。

玫瑰疏肝茶对肝气郁滞，症见精神抑郁、焦虑烦躁、胸脘闷不舒、不思饮食者颇具疗效，日常可做保健茶饮用。

玫瑰花是一种珍贵的药材，调和肝脾，理气和胃。在《本草纲目》中已有论述。玫瑰花气味芳香，既能疏肝理气而解郁，又能活血散瘀而调经，有柔肝醒脾、行气活血的作用，主要适合于肝胃不和所致的胁痛脘闷、胃脘胀痛及月经不调，或经前乳房胀痛者。玫瑰花茶对治疗面部黄褐斑也有一定作用，很适合中青年女性饮用，是养颜、消炎的天然饮料的首选。

佛手为芸香科植物佛手柑的果实，其味辛、苦、酸，性温，具有特别的香气，功能和中理气、消痰利膈，主治胃痛胀满、痰饮咳嗽、呕吐少食等。

方中佛手既可助玫瑰花之力，又能行气导滞、调和脾胃。二物合用，共奏疏肝解郁、宽中理气之效。

中医讲女子以肝为先天，肝好，女人才靓，玫瑰疏肝茶不仅可以养肝、养血，还能美容养颜，有兴趣的朋友不妨多选择。普通人也可以多选择，疏肝养肝，抵御外邪，肝胆不湿热，身体棒。

本节养生要点提炼

① 肝胆湿热会造成胁痛。

② 学会配制"玫瑰疏肝茶"来养护肝胆，除湿热，治疗湿热胁痛。

肝胆湿热生黄疸，
民间多用"三味茵陈茶"来退黄

茵陈是清肝胆湿热、退黄疸的名药。用"三味茵陈茶"可以更好地除湿热肝胆、退黄，比单味茵陈茶保健效果更佳。

小时候有一年当地流行某种肝炎，所以家家户户去野外、山上挖茵陈。也就从那个时候知道了茵陈对于肝湿的作用，可以利湿退黄。长大了行医，在肝胆病方面，我也经常选用茵陈。

前段时间接诊了一个患者，肝胆湿热黄疸。患者来诊时，病人以身黄、脘腹痞满、纳呆呕恶为主症，并且患者自述胁肋剧痛，痛彻肩背，呕恶严重甚则呕逆胆汁者，位在胆并及于肝，证属胆热瘀结；并且对阳黄进一步辨湿热孰轻孰重。患者以发热重，胸腹热满，按之灼手，口干苦思饮，烦渴不宁，大便干结，小便短赤，舌边红紫少津，苔黄腻，脉弦数为主症者，为热重于湿。综合黄疸色泽变化、患者精神状态及全身情况判定，确诊为肝胆湿热引起的黄疸，采用清肝利胆的治疗措施。湿热基本清除则以健脾和胃佐以清疏为法，恢复期养肝健脾和胃为主，巩固疗效。用甘露消毒丹化裁。药用藿香叶、白豆蔻、清半夏、石菖蒲、生薏仁、茵陈、木通、黄芩、连翘、赤芍药、郁金。本方以石菖蒲、藿香、白豆蔻、薏仁、半夏芳香化浊，开泄气机，燥湿畅中，健脾利湿，同时配合茵陈、黄芩、连翘、木通清热利湿退黄。清理上中下三焦湿热同时可清热解毒，赤芍、郁金或营开郁。利胆退黄、方中芳香化浊、清热利湿解毒之品相配伍中，均佐以轻清宣透之品、宣上、畅中、导下以治中、浊化湿利，热清毒解。本方为治湿热交阻，弥漫三焦，气机不利，清浊混淆，且湿热并重或湿重于热证之良方。

肝胆湿热之热重于湿者，极易导致瘀热互结，腑气不通而耗伤阴液，治疗应在清热通腑、活血化瘀的同时，重视护阴，重用生地，并加入玄参、麦门冬养阴之品；湿重于热者，湿遏阳气易致湿郁而热炽，必用赤芍、郁金活血解郁，以利湿邪清除。肝胆湿热期以清利肝胆为主，湿热基本清除则以健脾和胃佐以清疏为法，恢复期养肝健脾和胃为主，巩固疗效。

之后，患者治疗一个多月，病愈出院。临走前，我建议他平常喝点三味茵陈茶来保肝胆、退黄。方法是：

三味茵陈茶		
原料	制作方法	养生功效
茵陈蒿20克，夏枯草15克，车前草10克。	将茵陈蒿、夏枯草、车前草一起入瓷杯或玻璃杯中，充入沸水，浸泡10分钟，即可饮用。每天一剂，随喝随泡。	清热、退黄、利胆。

肝胆湿热生黄疸，民间多用"三味茵陈茶"来退黄

　　茵陈能清利湿热，为治黄之专药。茵陈茶功效有显著的消热利湿、清肝利胆、降血压等作用，对湿热黄疸、黄疸型肝炎、胸胁胀痛、胆囊炎、胆石症、高血压、心烦失眠、头晕、目眩等有明显效果。

　　夏枯草行肝气，开肝郁，清肝、散结、利尿；清肝明目：用于肝热目赤肿痛，及肝阳上亢之头痛、目眩（如高血压病）等，与茵陈、夏枯草合用，共奏清热利湿、退黄、利胆作用。

　　车前草也是清肝热，利水道的佳品。《本草》中记载，车前草："明目者，以清肝热，如釜底抽薪，非因泄水之功也。"《本经》："主气癃、止痛，利水道小便，除湿痹。"这些都阐述了车前草清肝利胆、除湿的作用。与茵陈和夏枯草同用，可以有很好的清热、退黄、保肝胆、利水作用。适合预防黄疸，或辅治黄疸疾病。

本|节|养|生|要|点|提|炼

❶ 知道肝胆湿热胁痛的临床表现、治疗方法等。

❷ 学会配制"三味茵陈茶"来清肝胆湿防、退黄。

湿热让小肠泌别功能失调，
养护小肠避免湿热伤害

　　很多人认为小肠在脏腑辨证中的重要性不是很突出，而且很多中医辨证很少有辨小肠病的。难道小肠辨证在临床上真是很少或者说没有吗？错，如果小肠辨证不重要的话，那么脏腑辨证就不应该存在小肠病的辨证。小肠的辨证在临床上与脾胃和心脏等都具有同等重要性。临床也有小肠湿热的病症出现。而小肠更是"受盛之官"，也主水液，可以接受由胃初步消化的饮食物，并对其作进一步消化，将水谷化为精微。如果小肠这一功能异常，可导致消化吸收障碍，表现为腹胀、腹泻、便溏等。而小肠的主液功能失调，则可导致水谷混杂，便溏泄乱七八糟，混沌一片的情景。所以养护好小肠，可保证小肠的受盛、主液、泌别功能正常，否则功能失常，不仅小肠自身会出现危机，易遭外邪侵袭（如湿热），也可导致疾病丛生，所以养好小肠是防病保健的重要举措，本章就是教你如何养好小肠，避免小肠受湿热伤害导致人得病的方法。

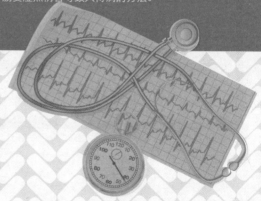

"五谷豆浆"是
现代人发明的最养小肠的食物

> "五谷豆浆"精选有助于小肠养生的食材研磨成浆,有利于小肠消化吸收,除邪排毒,是现代人发明的最养小肠的食物。

　　小肠主液,还有泌别功能,如果一旦小肠功能失调,这些作用不能正常进行,那么人就易生病,比如导致水液不能很好地代谢,不能很好地泌别水液和糟粕,人就易发生泄泻、水肿等疾病。所以养护小肠,不受到侵害也是很有益的。怎么养小肠,吃好喝好是很重要的。

　　前段时间,家人去逛超市,收到一本"五谷豆浆养生手册",据说是一个将五谷、药材等通过闪蒸等工艺展,加工成熟品,然后再现场打磨成豆浆的小店给的。我一听这种小店,很是不错,准备哪天抽时间去瞧瞧。

　　正在家里阅读这养生手册,家里来了一朋友拜访,说让我给他看看病。主诉症状是平时肚子闷胀,有时还会痛,每天大便3～5次,尤其是暑夏季节里,更厉害。肚脐周围痛,胃镜检查正常。经过诊断和主诉,不是胃的原因,应该考虑下焦小肠的原因。再加上脉诊滑濡,泻下物混浊,水粪过多,小便量少,尿黄等症状,综合考虑确诊为小肠湿热所致。给他开了些方药,另外,建议他可以试试我手里拿着的"五谷豆浆",不过要我来开方,他自己去准备材料或工具自己做。朋友欣然同意,让我赶紧开方:

五谷豆浆		
原料	**制作方法**	**养生功效**
薏米200克，红小豆200克，黑芝麻50克，冬瓜仁50克，黑大豆100克	去五谷豆浆加工坊，将上述所有食材称足斤两，打磨成粉，包装好，放入冰箱或阴凉干燥处储存，每次取30克，冲入沸水饮用。每天一剂。 如果家里有豆浆机，也可以自己操作，只是在量上简化，分别为每种食材除以10得到的量为一次的量。	补心养小肠、清热利湿、避免小肠疾病。

薏米是众所周知的除湿热最好的药食两用的食材。性凉，味甘、淡，可以健脾渗湿，除痹止泻，还能治疗水肿、脚气、小便不利、湿痹拘挛、脾虚泄泻等。其美肤悦色之效由来已久，颇受医家和女性的青睐。

红小豆入小肠经，也是心之谷，同样心和小肠互为表里，赤小豆同养心和小肠，使养生效果增倍。并且可以利水除湿，和血排脓，消肿解毒。治水肿、脚气、黄疸、泻痢、便血、痈肿。

黑芝麻，《本草纲目》称："服黑芝麻百日能除一切痼疾。"能润五脏，益气力、长肌肉、填脑髓，在这里之所以选择黑芝麻主要是为了增强五谷豆浆的口感，同时也起润肠养身、强体的作用。

冬瓜仁：味甘淡，性凉。归经：归肺、大小肠、膀胱经。利尿、清热、生津、解毒。主水肿胀满、淋病、脚气、痰喘、暑热烦闷、消渴、痈肿、痔漏等。崔禹锡《食经》：利水道，去淡水。治肠痈脓未成，少腹肿痞，按之即痛，如淋，小便自调，时时发热，自汗出，复恶寒，其脉迟紧者。

黑大豆：五谷豆浆中怎么能少得了大豆，所以选择黑大豆更有益于补益。黑大豆营养全面，含有丰富的蛋白质、维生素、矿物质，有活血、利水、祛风、解毒之功效。能补健脾利湿，除热解毒。也是润大小肠，防治湿热病的重要食材之一。

综上所述，所有的食材共奏养五脏、补中益气、祛湿祛热等功效。对于现代人来讲，这是一款养颜、排毒、利五脏、减肥等的养生佳品，适宜大家多种选择。

本|节|养|生|要|点|提|炼

❶ 知道小肠功能失调的危害性。

❷ 知道"五谷豆浆"的制作方法、养生功效等。

"红豆汤"
是小肠最好的除湿热养生汤

> ❀赤小豆入小肠经，是清热解毒利湿的好食材。所以平常喝点红豆汤，有助于养护小肠。防治小肠湿热病。

前面我们讲了不少有关食谱中都涉及了红豆。因为红豆和薏米一样，的确是很好的除湿热佳品，作为一个中医师，当我们找到一种好的养生佳品时，尤其是非常对症时，是很希望大家牢牢记住，并学会使用的。

在这里我们继续要推荐红豆养小肠除湿热的效果。

前段时间有一患者给我打电话，跟我说他在四川出差，可是去了不到一周，就开始闹肚子疼，当地的大夫诊断他是小肠湿热腹痛，给他开了一大堆健脾止泻的药，可是吃了好几天，感觉没什么效果，所以忍不住给我打了电话。

问完具体的症状，感觉是小肠湿热没错，想想，建议他喝点红豆汤吧，如果是小肠湿热，那么这个汤很对症，如果不是小肠湿热引起，此汤对于患者来说也是有益的，因为当时正是暑夏季节，他又去了四川那样的湿热环境，所以喝点红豆汤也是有益的。

患者接受了我的建议，喝了三天打电话告诉我病好了，非常感谢，并表示以后会每天坚持喝。我笑称他可以减肥了，因为红豆减肥效果也不错，他说正合他意。

下面来看看这"红豆汤"的做法：

红豆汤		
原料	制作方法	养生功效
红小豆50克。	将红小豆浸泡一夜，早上起床，加2000毫升水，煮至豆开花，即可关火焖着。随饮随取，也可以加入蜂蜜饮用。	补心养小肠、清热利湿、避免小肠疾病。

为什么这么简单的红小豆具有如此好的养生效果？我们可以一起来分析一下：

李时珍称红小豆为"心之谷"，说明赤小豆养心效果不错。心与小肠互相表里相辅相成，如果养好心，那么肠的受盛、泌别、主液等功能就会维持正常，小肠正气不虚，也不易招致湿热等外邪疾病。

另外，赤小豆归心、小肠经，说明赤小豆除了可以从养心的角度来间接养小肠外，还可以很好地补中益气，健养小肠。其功用为"生津液，消胀，除肿，上吐"，并治"下痢、除寒热痛肿"……所以小肠有疾，尤其是烦满、胀痛，受湿热侵袭时，赤小豆就能派上大用场了。

所以防治小肠湿热，或者在湿热的环境，或是进食了过多的肥甘厚腻食物之后，饮用"红小豆汤"是有很好的保健作用的。值得大家选择。

❀本|节|养|生|要|点|提|炼❀

① 知道红豆的养肠作用。

② 知道"红豆汤"的做法、养生功效等。

"腹部摩轮功"
增强小肠正气，避湿热停留

❀"腹部摩轮功"是整肠养生运动，有助于增强小肠正气，抑制湿热外邪停内，避免小肠湿热引发诸多身体不适症状。

现在的孩子因为生活太幸福，所以总会搞出很多"富贵病"来。大鱼大肉，只要孩子想吃，大人绝对毫无保留，即便是孩子不想吃，大人也会想着法地买些好吃好喝的哄孩子吃。再说这饮料、零食等，也都是孩子的"饕餮大餐"，看看现在有孩子的家庭，哪个不是饮料、零食堆成了小山，应有尽有。所以就这么胡吃海塞，孩子不生病才怪。

我以前有一个邻居，小朋友13岁，叫牛牛，经常乱吃乱喝，之后又叫唤肚子疼，他姥姥不明就里，动不动就给吃点健胃消食片，帮忙揉揉肚子，说来也奇怪，这孩子也就不叫肚子疼了。

后来姥姥回老家了，牛牛由自己的爸爸妈妈照顾，虽然在零食上控制了不少，但是牛牛依然是个爱吃爱喝的孩子。并且牛牛爸爸是湖南人，家里爱吃一些辛辣刺激的食物，就是去外面下馆子吃饭也以辣为主。牛牛姥姥回家后，家里的饮食也不是很规律了，牛牛多是跟父母在外面吃饭。就这样不到半个月，牛牛又生病了，大晚上的孩子肚子疼、腹泻、发热、小脸通红。

牛牛妈着急，把孩子送到我这儿来，我看他是急症，建议他先送去附近的社区医院看急诊。牛牛去了之后，大夫就给他输水了，值班老大夫告诉牛牛爸爸妈妈孩子属于小肠湿热，功能不足，导致泌别失责，所以引起腹泻，并且大便还有完谷不化的现象，说明孩子的肠胃功能非常不好，这次出院后，要注意健脾养肠。牛牛爸妈一听回来后就找到我，问我怎么办？

我告诉他们要注意孩子的饮食，一日三餐要规律，注意清淡些，不要天天大鱼大肉，并且少在外面吃饭，少吃一些辛辣、刺激又生冷的食物。平常没事的时候帮孩子做做"腹部摩轮功"，对增强孩子肠胃功能，尤其是针对小肠的保健很有益，可以避免湿热停内，导致小肠功能失调而得病。

牛牛爸妈听后表示一定遵守，并向我讨教如何做这个"腹部摩轮功"。下面我们一起来学学：

准备工作

患者或健康人仰卧，两腿平伸。或站立，两脚与肩同宽，自然全身放松。

手法操作

1.左手掌按于上腹正中，右手掌按于左手背。

2.两手沿顺时针方向上→左→下→右揉动。不是在皮肤上摩擦转动，而是粘着皮肤转。按力由轻而重，逐渐增加。转速要慢而匀，手要稳而沉，范围要由小而大。

治病机理

此法能培益中气，因为祖国医学认为："摩腹""辅仓廪之官、助呕渎之功"，有"却病延年之效"。自古以来，摩腹，不仅为临床医生所应用，亦为养生家们奉为健康长寿的上策。其机理在于"调节阴阳、疏通经络、宣通气血；健脾胃、利肝胆、降逆镇痛，补不足，泻有余，消内生之百病"。所以常做腹部摩轮功，不光对小肠，对腹内所有脏器都有好处，尤其是能防治消化系统疾病。

此法不光是针对孩子，针对消化系统疾病者，针对健康人，男女老少都可使用。

如果有条件，最好每天晚上进行，尤其是健康者，养生要多选用，每天坚持。如果是病人则在炎症期要禁用。病情控制住可每天做一次有助辅助治疗，良好预后。

另外，需要提醒的是，如果是一个成年人，练习此法，可以"神随手动、不即不离、意注腹中、随动还转"16字要诀来练，就是说在做"腹部摩轮功"时要注意，精神意识随动作而动。练这个功法只要精神集中，认真按，无论练多长时间，都不会有弊病的。

还有一点要注意，如果要吃饭、喝水，或上厕所，要在练完功半个小时以后进行。

❀本│节│养│生│要│点│提│炼❀

❶ 知道不良饮食习惯对小肠的危害。

❷ 知道"腹部摩轮功"的做法、养生功效等。

用好小肠经，
可整肠除湿热

> 🌀 小肠经顾名思义是养护小肠的经络，循经按摩可以养好小肠，小肠正气增强有助于抵制湿热，有助于健康。

患者秋秋来找我看病，很有趣，她告诉我："最近这两天不知道怎么了，总觉得自己得病了，大小便不正常，腹泻，小便还很短少，尿色黄。"我听了她的话则觉得很有意思，反问她怎么叫有病，怎么叫没病呢？她笑着答不上来，告诉我："就觉得不舒服，所以来找您看看。"给她诊治果然是"有病"，病在小肠，因为脾胃虚弱，湿热犯中焦，连累小肠的分清、别浊功能不正常，需要调理一下。不过问题不大，吃点健脾整肠，除湿除热的汤药，即很有益。另外，注意日常饮食要规律，注意清淡饮食，再注意用小肠经来按摩一下，养养小肠，病就会好得很快。所以我给她开了些汤药，然后教她如何使用小肠经来养护小肠除湿热。

明确小肠经脉在人体中的部位、走向

手太阳小肠经：起自手小指尺侧端，沿手掌尺侧缘上行，出尺骨茎突，沿前臂后边尺侧直上，从尺骨鹰嘴和肱骨内上髁之间向上，沿上臂后内侧出行到肩关节后，绕肩胛，在大椎穴处（后颈部椎骨隆起处）与督脉相会。又向前进入锁骨上窝，深入体腔，联络心脏，沿食道下行，穿膈肌，到胃部，入属小肠。其分支从锁骨上窝沿颈上面颊到外眼角，又折回进入耳中。另一支脉从面颊部分出，经眶下，达鼻根部的内眼角，然后斜行到颧部。脉气由此与足太阳膀胱经相接。如下图所示：

用好小肠经，可整肠除湿热

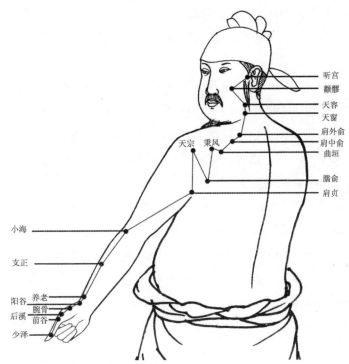

听宫
颧髎
天容
天窗
肩外俞
肩中俞
曲垣

臑俞
肩贞

天宗　秉风

小海

支正

阳谷　养老
　　　腕骨
后溪　前谷

少泽

　　　循经按摩时可以参照一张小肠经经络图，即可轻松把握。慢慢摸索，或请教中医经络保健师帮忙按摩或指导穴位按摩，就可以很轻松地掌握此经脉的部位走向。

循经按摩小肠经的时间、程度等

　　　按摩小肠经除了注意把握小肠经的部位、走向，还要注意按摩时间、方法、次数、达到的效果等细节。首先，最好是在未时（13时到15时），这个时候是小肠经当令。在这段时间里小肠经的气血最为充足。此时对小肠经进行按摩最有益于养生。

　　　按摩小肠经每次循经按摩3～6遍，以掌推，并在每一个小肠经穴位上稍稍按揉最好。

循经按摩小肠经养生分析

未时不是"未事"，小肠不是小事，身心健康无小事，行动应该从现在开始!

可以促进消化吸收，鼓养小肠经的正气，有益于养护小肠。小肠是主吸收的，它的功能是吸收被脾胃腐熟后的食物精华，然后把它分配给各个脏器。在此阶段按摩，也可以促进午餐的消化吸收，培养正气。还能振奋精神，因为下午的两三点钟，即便是中午睡了午觉，整个精力状况也不及早上，并且常常会感到工作很累，全身困乏。尤其对长期使用电脑或是长时间伏案工作的朋友来说，这时候最爱出现脖子、肩膀酸痛、胳膊沉重没劲儿的状况。此时对小肠经进行按摩，可以疏通经络，使气血更加顺畅。尤其是老年人，消化功能不好的，在此时按摩小肠经可以改善小肠的功能，有效缓解老年人消化吸收能力差的问题。

学会了这个方法，健养小肠，防治小肠疾病，抵御外邪就有方可操作了，所以感兴趣的朋友不妨试试。

❧本|节|养|生|要|点|提|炼❧

❶ 知道用小肠经可养护小肠除湿热。

❷ 知道循经按摩小肠经的方法，知道其中的养生功效等。

湿热消瘦，

"增肥汤"可助小肠除邪提升消化力

> ❈ "增肥汤"可助小肠除邪提升消化力，抵制湿热，有助增肥，治湿热消瘦。

这个时代总是有那么多人在某一件事情上有自己的欢喜和哀愁。就拿现在的肥胖来说吧，很多人为肥胖发愁，认为自己属于喝凉水都胖的人，可是有些人却为自己太消瘦而心烦，千方百计地增肥。千华就是这样一个人。千华大学毕业后，找了一份卖酒的工作，天天出入各大酒楼、宾馆，销售自己的产品，虽然她兢兢业业工作，也取得了不小的成就，可是她的身体却越来越差了。

千华因为要推销自己的产品，所以要经常请客户吃饭，有时候还要陪客户试饮。或许是喝酒喝多伤了身体，也或者是饮食不规律伤了脾胃，再或者压力太大伤了肠胃，总之千华从大学刚毕业时的64公斤到现在瘦得不到50公斤，一米六七的个头，这点体重的确很可怜。千华想吃胖点，可是怎么也吃不胖，并且隔三差五地拉肚子，这让她很是苦恼。

当有一次去见客户，被客户讥笑为"麻秆"时，千华伤心极了，第二天就向公司请了长假，专心调理起身体来。

她来找我时，的确很瘦，问她情况，她说总觉得自己的肚子不舒服，大便次数多，多为水样便，小便短黄，听她说这样的症状，可以肯定又是一例小肠湿热，泌别功能不强，消化吸收不好的病例。给她开了些整肠养生的汤药。方用人参、白芍、熟地、白术、茯苓、炙甘草等。让她回家服用，效果很好。7天的药量吃完，脾胃功能就有了很大的改善。

之后再来找我，建议她再按原方吃几剂之后，就可以不吃了，自己在家试试"增肥汤"来助小肠除邪，补益身体。

下面来看看这"增肥汤"的做法：

增肥汤		
原料	制作方法	养生功效
黄芪10克，乌鸡1只，茯苓10克，薏米20克。	乌鸡如常法宰杀干净，入砂锅加入黄芪，茯苓和薏米，一起煲汤，待鸡肉熟烂时，即可饮用。常吃有益。	补气养血、益小肠、清热利湿。

黄芪，景岳称："（黄芪），因其味轻，故专于气分而达表，所以能补元阳、充腠理、治劳伤、长肌肉。"这说明黄芪是补益气血、增长肌肉的佳品，适合瘦人补益。另外，《本草正》中讲："补益中土，温养脾胃，凡中气不振，脾土虚弱，清气下陷者最宜。"小肠居中下觉，黄芪力量皆在三焦，故对小肠补益有益。

乌鸡补益气血，滋养五脏六腑，是虚弱体质者很有效的补益佳品。常食可以大补脏腑，使人增肥。

茯苓、薏米，取其补益和利湿热的作用，综合全方大补的情形，为防小肠湿热作准备。所以全方用这四味药，有补有益，有补有清，非常适合补益小肠且能除邪提升消化力。所以此方食用，可以避免过度补益给身体带来的负担，同时轻微地泄湿热，则更养生。

❧本│节│养│生│要│点│提│炼❧

❶ 知道小肠湿热导致消瘦的原因。

❷ 知道"增肥汤"的做法、养生功效等。

湿热致大肠排泄不畅，
整肠养生让湿热祛光光

传统中医理论早就告诉我们："欲无病、肠无渣，欲长寿，肠常清。"中医将大肠归属于腑。大肠居于腹中，其上口在闭门处紧接小肠，其下端紧接肛门，因与肺有经脉相互络属，而为表里。大肠为传导之官，它接受经过小肠泌别清浊后所剩下的食物成渣，再吸收其中多余的水液，形成粪便，经肛门而排出体外。因此，大肠的健康与人类的生命安危有着密切的联系。如果大肠湿热，则会导致大便不正常，给人带来麻烦，所以养护大肠，为大肠排除湿热是本章要讲的重要内容。

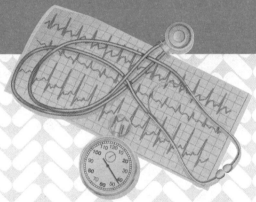

多吃高纤维食物，
打响肠道保卫战

🐠高纤维食物犹如"肠道交通警察"，可以帮助疏通拥堵的肠道。加快肠蠕动，保证肠常清。

电视广告中天天喊："给你的肠子洗洗澡吧！"听到这晕死人的广告，我都想揍搞这个广告创意的家伙。估计肠子这辈子对于我们一般人来说，是洗不成澡了，但是我们要想让肠子"欲无病、肠无渣，欲长寿，肠常清"，那么就要做到让肠中常清。

肠中常清，才不会导致食物残渣滞留体内，不会得肠源性疾病。当然就本书所讲的内容来说，肠中常清，湿热之邪也无法轻易滞留人体内，人也就不易得大肠湿热病，比如长痘痘、湿热便秘、肥胖、口臭、腹胀、好放屁等。

如何做到肠中常清，有一个方法很简单，那就是多吃高纤维的食物。高纤维食物犹如"肠道交通警察"，可以帮助疏通拥堵的肠道。尤其是现在的中国人都吃得越来越好了，把大量的肉食塞到人的肠胃中，不仅会让人营养过剩，还会产生大量的毒素以及便秘、肠炎甚至肠癌等一系列问题。所以解决肠道拥堵，一定要多吃高纤维食物，加快肠蠕动，保证肠常清。

那么什么是高纤维食物，我们一起来看一下：

传统富含纤维的食物有麦麸、玉米、糙米、大豆、燕麦、荞麦、茭白、芹菜、苦瓜、水果等。

另外，也可以从常见食品纤维素含量来考察哪些是高纤维食物：

1.水果：含纤维素量最多的是红果干，纤维素含量接近50%，其次有桑葚干、樱桃、酸枣、黑枣、大枣、小枣、石榴、苹果、鸭梨等。

2.蔬菜类：笋类的含量最高，笋干的纤维素含量30%～40%，辣椒超过40%。其余含纤维素较多的有：蕨菜、菜花、菠菜、南瓜、白菜、油菜等。

3.菌类（干）：纤维素含量最高，其中松蘑的纤维素含量接近50%，30%以上的按照从多到少的排列为：发菜、香菇、银耳、木耳。此外，紫菜的纤维素含量也较高，达到20%。

4.谷物：麦麸：31%，其他食物4%～10%，从多到少排列为小麦粒、大麦、玉米、荞麦面、薏米面、高粱、黑米等。麦片：8%～9%；燕麦片：5%～6%。

5.马铃薯、白薯等薯类的纤维素含量大约为3%。

6.豆类：6%～15%，从多到少排列为黄豆、青豆、蚕豆、芸豆、豌豆、黑豆、红小豆、绿豆。无论谷类、薯类还是豆类，一般来说，加工得越精细，纤维素含量越少。

7.坚果：3%～14%。10%以上的有：黑芝麻、松子、杏仁；10%以下的有白芝麻、核桃、榛子、胡桃、葵花子、西瓜子、花生仁等。

8.各种肉类、蛋类、奶制品、油、海鲜、酒精饮料、软饮料都不含纤维素；各种婴幼儿食品的纤维素含量都极低。

通过上面的排列，我们可以看出，水果、蔬菜、五谷杂粮，含纤维素比较高，而肉类、蛋类、奶制品等含精纤维素食物很少，所以要想肠中澡清，就要多吃水果、蔬菜、五谷杂粮，含纤维素比较高的食物。不过需要提醒的是富含食物纤维的食品虽然有很多好处，但也不可偏食。正确的饮食原则是：减少脂肪的摄入量，适当增加蔬菜和水果的比例，保持营养的均衡。最好能够按照"中国居民平衡膳食平衡金字塔"来安排日常饮食很有益。

❀本|节|养|生|要|点|提|炼❀

① 知道高纤维食物有助于养护大肠。

② 知道哪些属于高纤维食物，注意平衡摄入各类食物，达到肠养生的目的。

定时排便，
减少肠中湿热伤身

❀养成定时排便的习惯，有助于肠道常清，维护大肠的正气，也不会因为肠中有屎而让湿热侵袭人体或大肠时带来更大的危机。所以为了减少湿热伤身，定时排便很重要。

　　以前听一朋友说她家的孩子小的时候，就开始训练孩子每天早晨起床后，定时排便，这对身体有好处。小孩子不懂事，问妈妈为什么要这样。朋友告诉孩子，这肚子就像一个垃圾筐，如果你及时地把垃圾倒出去，那么就不会产生病菌，垃圾也就不易沤在垃圾筒里发霉腐烂，产生危害。所以定时排便就是及时倒垃圾，只有把大便这种垃圾及时倒出去，我们才能不被大便伤害。

　　这个朋友很聪明，她用了最简单的道理给孩子讲了定时排便的好处。在这里我们借用一下，也希望能够让大家对定时排便的好处有一个很好的了解。

　　另外，就我们这一节来说，不想让湿热滞留体内，那么，只有及时地把大便排泄出去，才不至于使大便成为湿热的"源头"，也不会因为肠中有屎而让湿热侵袭人体或大肠时带来更危急的病症。所以为了减少肠中湿热伤身，定时排便很重要。

　　要养成良好的定时排便习惯，必须做到以下几点：

养成每天定时大便一次的习惯

　　每天早饭后排便，因为早饭后，食物进入胃内能引起"胃——结肠反射"，促进胃肠蠕动，出现大蠕动波，易于排便反射的产生。其实这个时间也是大肠经当令的时间，即早晨的5点到7点。

养成每天晨起空腹喝一杯凉开水的习惯

　　起床后，注意喝一杯温开水或蜂蜜水，有助于刺激胃肠蠕动，促进排便，且能增加肠中水分，防止粪便干燥引发便秘等。

早晨起床没有便意也要去蹲一蹲

　　开始蹲厕所的时候，可能并没有便意，也没有粪便排出，却是结肠道重新调整规律的机会。而且，排便动作本身是一种反射性活动，是可以建立条件反射的。只要坚持定时排便一段时间，即可逐渐建立起排便的条件反射，形成习惯后就能定时顺利快捷地排出大便了。

　　要注意养成排便时精力集中的习惯，克服大便时看报纸、小说或听广播等不良习惯，尽量缩短排便时间，但也要保证有能排净大便的足够时间。

不要强忍大便

　　无论工作多紧张，也不能忽视便意。切忌有便而忍。否则，经常忽视便意或强忍不便，粪便应按时排出而不得排出，在肠道内滞留过久，则变干燥而造成便秘，久而久之也会使直肠感受粪便的功能下降，引起直肠性便秘。

如果你觉得我们上面的建议不太适合你，早晨没有太多时间，那么建议你努力争取在这个时间排便。实在做不到，也可选择在早、中、晚餐之后，还有人选择在晚上睡觉前，这个时间是可以因人而异的。但一定要注意保持定时排便。

改变依赖泻药通便的不良习惯

以前遇到一个患者，便秘，并且也为了减肥，听朋友说可以吃泻药来减肥。所以就早一粒晚一粒，结果肥没减成，却惹了一身病，泻药干扰或破坏胃肠道的正常活动和吸收功能，结果导致顽固性便秘，继而发展成大便失禁，很是痛苦，治疗好久才缓解，所以不要乱服泻药。

此外，还要注意根据自身情况选择按摩腹部，或者床上仰卧起坐等活动，也有助于早起排便。

总之，为了保证肠中常清，避免湿热伤身，就需要养成定时排便的好习惯，尤其是在早上。另外，为了定时排便的顺利进行，还要注意通过喝温水，做腹部按摩，适当运动，定时蹲便等方法促进排便。如果能长期坚持，人这辈子疾病就少了一大半，一定要坚持。

本｜节｜养｜生｜要｜点｜提｜炼

❶ 知道定时排便的好处。

❷ 知道如何保持定时排便的习惯。

"提肛运动"
平衡阴阳，清肠道

提肛运动伴随着呼吸使腹部有节律地松—紧—松—紧，可以促进肠蠕动，有益于排便。并且相当于对腹腔内的五脏六腑进行了一次有效按摩，可以增强五脏六腑的功能，益气活血，平衡阴阳，对身体的整体调节非常有益。

很多人都知道"提肛运动"，这一般是大夫教给那些肠道不好的人保健用的。这是一个非常有益于肠道的"运动"。

首先，提肛运动能够改善局部血液循环，改善肛门括约肌功能，预防肛门松弛，对防治痔疮和脱肛颇见功效。

其次，提肛运动伴随着呼吸使腹部有节律地松—紧—松—紧，可以促进肠蠕动，有益于排便。并且这种运动可以随着气息进行，就相当于对腹腔内的五脏六腑进行了一次有效按摩，可以增强五脏六腑的功能，益气活血，平衡阴阳，对身体的整体调节非常有益。

所以提肛运动是一个平衡全身的运动，有助于脏腑的正气补养，正气足，邪不易侵身，所以湿热犯大肠，导致大肠湿热也是很难的。我们每个人，尤其是脏腑气血比较虚弱，或是发便秘、好腹泻的人，不妨试试"提肛运动"。

提肛运动的准备工作

随时随地都可以做。不要觉得难为情，这个动作别人是看不出来的。如果你实在不好意思，也可以在排便后，起床前，临睡前，或自己独处时进行。

基本操作方法

思想集中，收腹，慢慢呼气，同时用意念有意识地向上收提肛门，当肺中的空气尽量呼出后，屏住呼吸并保持收提肛门2～3秒钟，然后全身放松，让空气自然进入肺中，静息2～3秒，再重复上述动作；同样尽量吸气时收提肛门，然后全身放松，让肺中的空气自然呼出。这种提肛运动是最基本的操作方法，当然也可以变换成更复杂的操作方法。

豪华养生提肛法

夹腿提肛：仰卧，双腿交叉，臀部及大腿用力夹紧，肛门逐渐用力上提，持续5秒钟左右，还原，可逐渐延长提肛的时间。重复10次，每日2～3遍。

瑜伽式收阴法：采取坐位，有意识地收缩尿道、阴道、直肠括约肌，然后放松。如此反复50～100次，每日2～3遍。

床上训练法：仰卧床上，以头部和两足跟作为支点，抬高臀部，同时收缩会阴部肌肉，然后放下臀部，放松会阴部肌肉。如此反复20次，每日早晚各1遍。此运动可以增强腰、腹、臀、腿及盆腔肌肉，提高这些部位的肌肉及会阴部括约肌的功能。

仰卧屈腿挺身：仰卧屈膝，两足跟尽量靠近臀部，两臂平放体侧，以脚掌和肩部做支点，骨盆抬高，同时收缩肛门，持续5秒钟左右，还原。重复5～10次，每日2～3遍。

以上介绍的几种方法，可根据个人的实际情况，选择做1～2种或2～3种即可，不必都做，关键是要持之以恒，一定会收到良好的养生养肠效果。

目前，临床上主张进行提肛锻炼，健康人可以每天坚持进行锻炼，这样便可避免与减少肠道和肛门疾病的复发。即使是做了肛肠手述的人，也可以在医生的指导下，从术后第三天起开始进行，逐渐增加锻炼幅度，延长锻炼时间。

⟡本|节|养|生|要|点|提|炼⟡

❶ 知道提肛运动对肠道的好处。

❷ 知道提肛运动的具体操作方法等。

 # "随风摆动操"

按摩大小肠，清肠不生湿热

❀随意地摇摆身体也能达到很好的按摩腹部、养好脏腑、整肠养生的作用，对大肠湿热也有很好的防治作用。

　　随意地摇摆身体也能达到很好的按摩腹部、养好脏腑、整肠养生的作用，你信吗？其实这个原理很简单。通过前后左右地摇摆身体，对腰腹部进行锻炼，可以刺激腹腔的脏腑，就像对腹部进行了按摩一样，也有益于脏腑功能的增强，益气活血，平衡阴阳。当然对肠子也起到了刺激作用，有助于排便排气排毒，更有益人体健康，也不易招致湿热等外邪的侵扰。对已得的大肠湿热症也有很好的辅助治疗作用。

　　另外，"随风摆动操"还能帮助新陈代谢，使身体变得柔软，从而均衡体态保持身材的曲线，达到瘦身效果。可以使紧张的肌肉得到放松，并使身体各部位的机能得到恢复重生。均衡体态、保持年轻等。

下面我们就一起来学学，"随风摆动操"的动作。

准备工作

找一个闲暇时光，站在周围可以让你伸展开来的环境中，穿着舒适的运动服装或瑜伽服等。

动作流程

站立，两脚与肩同宽。

上摆式：吸气，举起双手，两掌相对，然后两臂带动腰腹部左右摇摆各16下。就像随风摆动的树枝一样，这样的运动可以带动两腰、腹部、背部、大臂的运动，有助于按摩养内，对脏腑有益。

左摆式：恢复站立，两脚与肩同宽的姿势。放下手臂，左转身体右手向左前拍动腰腹部，左手向后拍动腰背处。最好是随着惯性进行摆动，拍打身体部位时稍稍用力，有"啪啪"的响声为妙。

右摆式：恢复站立，两脚与肩同宽的姿势。放下手臂，右转身体左手向右前拍动腰腹部，右手向后拍动腰背处。最好是随着惯性进行摆动，拍打身体部位时稍稍用力，有"啪啪"的响声为妙。

左摆式和右摆式应该联系起来做，为一个回合，左右各16下。

前后摇摆式：吸气，举起双手至头顶，两掌向前，呼气弯腰，保持腿部直立，腰尽量往下弯，然后吸气举起双手至头顶，向后仰，然后再次呼气弯腰，吸气直起身体往向仰。等你习惯这种运动后，可以节奏更快些，就像风吹着树枝一样。这一组也做16个回合。

通过这个运动，可以有效地按摩我们的脏器，也使人的机体水平提高，所以感兴趣的朋友不妨多坚持练练。长期坚持，无论你的身材还是身体都会有不错的改善。

❀本|节|养|生|要|点|提|炼❀

❶ "随风摆动操"可以很好地按摩内脏，清肠不湿热。

❷ 学会"随风摆动操"的方法，学会在生活中使用。

循大肠经按摩增强肠功能，
湿热不伤身

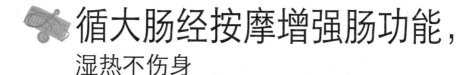

❀循经按摩大肠经来养护大肠，避免湿热等外邪伤身，痘痘等大肠湿热性疾病也不易萌发。

    大肠湿热易长痘，这是因为肠内毒素没有从大便中排除，而郁滞在皮肤表面而导致的。目前治疗青春痘除了从外抑制油脂、注意清洁外，最重要的方法就是养内，而调养大肠则是最好的方法。

    饮食是要注意的，起床后先喝一杯淡盐水清理肠胃，早餐喝牛奶（如牛奶消化不好就喝酸奶），促使大肠菌产生乳酸，促进肠蠕动；坚决拒绝辛辣、油炸、火锅、甜食和生冷的食物；多吃高纤维的食物，如西葫芦、糙米、菠菜、胡萝卜、西红柿、地瓜等；无论食物还是水，都要以温热为主。做到了这些，就能让你的痘痘减少一大半。

另外，还有一个方法值得一试，那就是利用大肠经来养护大肠，避免湿热等外邪伤身，痘痘也不易在颜面上生长。

明确大肠经在人体中的部位、走向

手阳明大肠经：本经起于食指桡侧端（商阳穴），经过手背行于上肢伸侧前缘，上肩，至肩关节前缘，向后与督脉在大椎穴处相会，再向前下行入锁骨上窝（缺盆），进入胸腔络肺，通过膈肌下行，入属大肠。其分支从锁骨上窝上行，经颈部至面颊，入下齿中，回出夹口两旁，左右交叉于人中，至对侧鼻翼旁，经气于迎香穴处与足阳明胃经相接。

如下图所示：

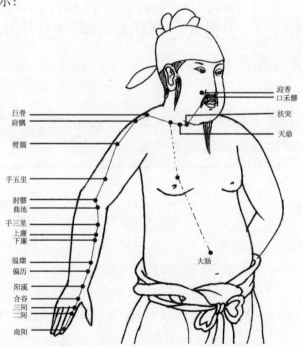

循经按摩时可以参照一张大肠经经络图，即可轻松把握。慢慢摸索，或请教中医经络保健师帮忙按摩或指导穴位按摩，就可以很轻松地掌握此经脉的部位走向。

循经按摩大肠经的时间、程度等

按摩大肠经除了注意把握大肠经的部位、走向，还要注意按摩时间、方法、次数、达到的效果等细节。首先，最好是在早上5：00—7：00，大肠经当令的时候，所以，赶紧起床，起床后喝杯温开水，然后奔进厕所把一天积攒下来的废物都排出体外吧！排出体外后，再来进行循经按摩大肠经。如果你起床后没有便意，那么可以躺在床上先进行循经按摩，之后喝杯水，去排便。

按摩大肠经每次循经按摩3～6遍，以掌推，并在每一个大肠经穴位上稍稍按揉最好。

循经按摩大肠经养生分析

手阳明大肠经属阳明经是气血都很旺的经络，可以帮助人体增强阳气或把多余的火气去掉。按摩大肠经，可以很好地养护大肠，使大肠正气足，不至于被湿热等外邪所侵扰。另外，大肠经主治阳证、实证，也治发热病，与肺相表里。大肠经可以有效地防治皮肤病，中医讲肺主皮毛，肺与大肠相表里，肺的浊气不能及时排出会直接通过大肠排泄，肺功能弱了，体内毒素便会在大肠经淤积，所以脸上起痘身上起湿疹这些问题，大肠经可以很好地调节。本经腧穴主治：头面五官疾患、咽喉病、热病、皮肤病、肠胃病、神志病等及经脉循行部位的其他病症。虚证：腹痛，腹鸣腹泻、大肠功能减弱、肩膀僵硬、皮肤无光泽、肩酸、喉干、喘息、宿便等。实证：腹胀、易便秘、易患痔疮、肩背部不适或疼痛、牙疼、皮肤异常、上脘异常等。

学会了这个方法，健养大肠，防治大肠疾病，抵御外邪就有方可操作了，所以感兴趣的朋友不妨试试。

❈本|节|养|生|要|点|提|炼❈

① 知道大肠经对大肠可以起到养生保健作用。

② 知道大肠经的按摩保健方法，并学会在日常生活中使用。

大肠湿热致痢疾，
用"黄连槟榔茶"可除湿热止痢

❀"黄连槟榔茶"重在清热燥湿、泻火解毒、杀菌消炎，尤其适合在暑夏季节，防治大肠湿热而导致的痢疾。

大肠湿热致痢疾，这是一种相对来说比较严重的疾病。多因饮食不节不洁，损伤肠胃，湿热之邪乘虚内犯所致。

临床病机一般这样解释：湿热侵袭大肠，壅阻气机，故腹痛，里急后重；湿热熏灼肠道，脉络受损，血腐成脓，故下利赤白脓血。症见：腹痛下痢、里急后重，或大便脓血、肛门灼热、小便短赤、舌苔黄腻、脉滑数。

临床治疗，以清热、利湿、解毒、调气、行血为主。痢疾患者应注意调气行血的运用，若下血较多应该重用行血之品，脓多者宜重用理气药。在治疗痢疾时，应始终顾护胃气。在治疗湿热痢的方药多系苦寒之品，不应长时间大量使用这一类药物，以防伤胃气。

治疗湿热痢疾的基本方药可以用芍药汤加味，方药组成是：芍药10克、黄芩10克、黄连6克、大黄6克、银花15克、槟榔10克、当归10克、甘草6克、木香6克。本方适用于腹痛、里急后重、下痢赤白脓血为主证的痢疾患者。

另外，也要根据患者症状辨证加减。

因为湿热痢疾是一种急性的危重病，所以日常养生重在防治。方法我推荐"黄连槟榔茶"。这个方法是从一个老人家那儿学来的，效果不错。

有一年夏季我去海南旅游，到那儿后，就觉得肠胃不舒服，甚至有点下痢的表现，不过不是很严重。正准备去药店抓药自己治疗，这是遇到当地的一位阿伯，问他如何找到药店，他则反问我有什么毛病。我把症状告诉他，他请我到他家喝杯茶，一杯我从来没有喝过的养生茶——"黄连槟榔茶"，虽然味道稍苦了些，但是功效很好，在老阿伯家喝了几杯，回到住处，又按老阿伯的指导第二天连着喝了几杯，效果果然很好。回到北京的时候，我还特意带了一些当地的槟榔作为馈赠朋友的礼品，平常有湿热下痢的朋友，我也建议他们多使用"黄连槟榔茶"。

"黄连槟榔茶"制作方法是：

黄连槟榔茶		
原料	制作方法	养生功效
黄连1克，槟榔3克。	将上述药材一起入瓷杯或玻璃杯中，忌铁器或塑料杯，充入沸水，浸泡10分钟，即可饮用。每天一剂，随喝随泡。	清热利湿、治下痢等。

槟榔味苦，性温，归胃、大肠经。能够下气、行水、消积、截疟等。对脘腹胀痛、泻痢后重、脚气、水肿、疟疾等有很好的治疗作用。本品缓泻，

易耗气，故脾虚便溏或气虚下陷者忌用。孕妇慎用，气虚下陷者禁服。

　　黄连，说到黄连我们不妨先提一下一种成药小檗碱，小檗碱是一种重要的生物碱，是我国应用很久的中药。可从黄连、黄柏、三颗针等植物中提取，它具有显著的抑菌作用。小檗碱能对抗病原微生物，对多种细菌如痢疾杆菌、结核杆菌、肺炎球菌、伤寒杆菌及白喉杆菌等都有抑制作用，其中对痢疾杆菌作用最强，常用来治疗细菌性胃肠炎、痢疾等消化道疾病。临床主要用于治疗细菌性痢疾和肠胃炎，它无抗药性和副作用。

　　所以在本方中用黄连原药来保健，对于防治痢疾也是很有益的。黄连味苦，性寒，无毒。归心、脾、胃、肝、胆、大肠经。清热燥湿，泻火解毒。用于湿热内蕴、肠胃湿热、呕吐、泻痢等症。

　　综上所述，此两味药共奏清热燥湿、泻火解毒、杀菌消炎、防治下痢的作用。日常生活中，在暑夏季节，为了防治大肠湿热症，或者辅助治疗下痢，不妨试试黄连槟榔茶。

❧ 本│节│养│生│要│点│提│炼 ❧

❶ 知道大肠致湿热痢疾的原因、症状等。

❷ 知道黄连槟榔茶对湿热痢疾的防治作用。

湿热便秘，
可用"二苓粥"除去大肠湿热便自通

> 湿热便秘的防治重在整肠养生，除大肠湿热。"二苓粥"可以除大肠湿热，理便自通。

便秘是临床常见的症状，而不是一种疾病，但无论什么原因引起的，归根结底还是和大肠有关。

平常我们所见的阴虚肠燥便秘比较多，其实生活中还有一些人所患的便秘为湿热便秘，这种便秘较难治疗，其治疗的准则为：除湿除热、健脾养胃、整肠润肠等。

小小是一个23岁刚步入工作岗位的小姑娘。以前上学的时候很健康，基本没生过什么毛病。可是走上工作岗位，却三天两头便秘、腹泻、长痘痘……这让她很是苦恼。自己琢磨原因，可能跟公司的饭菜有关系。

因为小小上班的公司提供午餐，做饭的师傅是四川人，所以特别爱做一些川菜。而小小是河北人，地道的北方人，对于四川菜的麻辣油腻很是不和，虽然小小很爱吃，可是吃完后，三天两头犯病，她也特别烦。

没办法，来找我给她调理一下。我告诉她："如果一个人的正气不虚，即使吃了不合时宜的东西，或者遭遇了什么内邪外患，人也是不易患病的，所以首先还是要补正气。"另外，我告诉小小，她的症状跟大肠湿热有关，所以除了补益身体，保持正气不虚以外，还要注意用一些方法除去大肠的湿热，如此，便秘就自然解决了。

建议小小从生活和中药调理两方面着手。

首先，吃我开的汤药以补正气；其次，要注意规律的生活，饮食尽量清淡，公司的饭菜可以建议厨师做得清淡些，如果条件达不到，则建议自主选择清淡饮食。另外要注意保持充足的睡眠、保证良好的情绪，多吃些高纤维的食物如水果、绿叶蔬菜等。

另外，就是根据湿热便秘的情况，特意选择"苍朴薏仁粥"来除去大肠湿热，让便自通。

小小一一接受。吃了一个星期的汤药，效果很不错，之后又在我的建议下，经常服用"二苓粥"防治大肠湿热，治疗湿热便秘的情况很好。

"二苓粥"的制作方法是：

二苓粥		
原料	制作方法	养生功效
茯苓15克，猪苓15克，薏米20克。	上述食材，一起入砂锅煲至薏米开花即可。	清热利湿、整肠通便。

本方中薏米除湿热的功效就不必多说了。前面都有相关的介绍，另外，在这里用薏米，一是看重它的治湿热效果，二是本食谱为粥，所以无米不成粥，薏米充当的是米的角色。并且薏米属于高纤维食物，有助于帮助排便。

茯苓，性味甘淡平，入心、肺、脾经。具有渗湿利水、健脾和胃的作用，对湿热便秘也有助益，湿热一除便自通。

猪苓，味甘、淡，平，归肾、膀胱经。利水渗湿。治小便不利，水肿、泄泻、淋浊、带下。也是解热除湿的妙药。

本方中三种食材合用，可以除三焦湿热，健脾胃、整肠、促进通便，是药食两用且基本无毒的治湿便秘良药。

另外，需要提醒的是，便秘的"报警"征象包括便血、贫血、消瘦、发热、黑便、腹痛等和肿瘤家族史。如果出现报警征象应马上去医院就诊，作进一步检查。

本节养生要点提炼

❶ 知道湿热便秘的病理原因。

❷ 知道"二苓粥"对湿热便秘的防治作用、制作方法等。

湿热下注留于肾，
增强肾气让湿热不伤人

吴鞠通认为："凡病温者……必从三焦定论。""温病由口鼻而入，鼻气通于肺，口气通于胃。肺病逆转则为心包，上焦病不治，则传中焦，胃与脾也，中焦病不治，即传下焦，肝与肾也。始上焦，终下焦。"所以肾也是湿热侵袭的对象，要想避免湿热伤肾，就必须增强肾气，同样当肾及肾经遭遇湿热的侵害时，就必须修正肾气抵制湿热，或利用肾经来抵制湿热，所以本章就是告诉读者如何通过各种方法来养肾，避免湿热伤肾引发诸多疾病的方法。

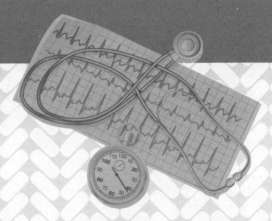

"坎水"食物，

清凉肾经不让湿热缠身

> "坎水"食物即咸、酸味的，凡是黑色的食物都是坎水食物。具体到种类就是一些肉类、水产、黑色食物等。这些食物都是很好的养肾食物，尤其是可以清凉肾经不让湿热缠身。

有一回一朋友在经历了湿热袭肾导致的肾小球肾炎后，治愈出院的第一天就来找我，让我给他个方子保健一下，重在让肾不再湿热，不再得病。

听他的愿望，我想了想，告诉他多吃"坎水"食物，有益于清凉肾经，不让湿热缠身。朋友很疑惑，不明白什么是"坎水"食物。想必很多人都不知道吧，我们一起来认识一下。

"坎"出自《易经》，讲"坎为水"，这是一种符号名称，用现在的讲法也可以说是一个类别，"坎"对应的身体部位是耳、血、肾，对应的动物为猪、鱼、水中之物、狐、水族等。对应的饮食有猪肉、酒、冷味、海味、汤、酸味、宿食、鱼、带血、掩藏、有带核之物、水中之物、多骨之物。对应的味有：咸、酸。对应的色有黑。

所以综上所述，就我们日常所吃的食物来看，凡是咸、酸味的，凡是黑色的食物都是坎水食物。具体到种类就是一些肉类、水产、黑色食物等。

从日常生活的经验看，像猪肉、狗肉、羊肉、黑豆、黑芝麻、黑鱼、大虾等食物都是养肾的。所以说我们多吃"坎水"食物，其实就是把日常生活中能够养生补肾的食物全概括起来了。

朋友听我讲了这些，连连称奇，不过还是需要我具体列几条坎水食物养肾除湿热之法。下面我们一起来学：

黑豆补肾方

食材：猪肉（瘦）150克，鲢鱼头150克，黑豆80克。

制作方法：猪肉洗净切片，鱼头如常法处理，黑豆洗净，将瘦肉及鱼头放入煲内。煮成浓汤，即可饮用。

营养功效：清热利湿、补益肾气，此汤能治小便不通、石淋、砂淋、肾结石膀胱结石等，常饮用此汤有助排泄结石。

另外要注意的是，《本草经集注》记载有："黑豆恶五参、龙胆。"黑豆忌与蓖麻子、厚朴同食。

猪肉补肾方

食材：猪肉（瘦）60克，甘草6克，黄芪30克，其他调料适量。

制作方法：将甘草、黄芪、大蒜、八角茴香用纱布包好备用；将猪瘦肉洗净切片；猪肉片放入砂锅中，加适量清水，并放入药包同煮；煮至肉熟透，去药包，调味即可。

营养功效：补肾、滋阴、利尿，适于肾经湿热，症见小腹坠胀、小便欲解不爽等症。

另外要注意的是，甘草恶远志，反大戟、芫花、甘遂、海藻。黄芪恶白鲜皮，反藜芦，畏五灵脂、防风等，食用此方时，注意避免上述不能吃的食物。

鱼类补肾方

食材：通草3克，鲤鱼1条（约250克），生姜1片。

制作方法：鲤鱼去鳞、腮、肠脏，洗净，起油锅，略煎，然后把全部用料一齐放入锅内，加清水适量，武火煮沸后，文火煮至鱼肉熟烂、汤浓，调味即可。随量饮汤食肉。

营养功效：补肾利水，温中下气，对肾病及水肿属肾虚者有辅治和补益作用。

黑芝麻补肾方

食材：黑芝麻300克，薏米粉（干、细）100克，枸杞子15克。

制作方法：将黑芝麻淘洗干净后，沥水放入锅内炒香，再磨成细末；锅内掺水烧开后，放黑芝麻末煮沸，加入薏米粉浆；待烧开后加入白糖，搅匀盛碗，面上撒上少许枸杞即成。

营养功效：补肾、清热利湿，捍卫肾经不受湿热侵扰。

肾脏病中湿热形成的原因极其复杂，既有外感所致的，也有湿热内生的，还有内外合邪以及药物饮食等原因，皆可导致湿热证。所以只有养足肾气才可以抵制外邪侵袭，上面的各种食谱很适宜，可以在日常生活中根据自己的条件和喜好多选择。

❀本|节|养|生|要|点|提|炼❀

① 知道什么是坎水食物。

② 知道坎水食物对肾的养生功效。

③. 知道一些坎水食物的养肾除湿热食谱等。

"吹"字功补肾气，
培补正气湿热难留

> 🔹 "吹"字功是六字诀中的一套养肾气的功法。常常练习"吹"字功来补肾气，对于养生保健是很有益的，可以培补正气，避免湿热停留体内。

患者陈化是一个气功修炼者。多年前，因为一场湿热导致的肾炎，激起了他用修炼气功养生的热情。这么多年过去了，虽然人家说肾炎是一个很难治断根的毛病，可是陈化的身体很棒，多年前已痊愈，再加上陈化注意修炼身体，肾炎也一直未复发，并且很健康。

一天他来找我聊天，正巧赶上一位来复诊的患者，这患者多天前被诊断出肾盂肾炎，由湿热偏于下焦较为突出，属急性发作。陈化见来人的病症，建议患者学习气功，尤其是修炼一下"六字诀"中的"吹"字功更有益。患者一听很是感兴趣，两人聊得不亦乐乎，我也从中获益不少。

"吹"字功是六字诀中的一套养肾气功法。用"吹"字功可以补肾气，对于养生保健是很有益的。下面来学习一下"吹"字功的养生肾功法：

"吹"字功简介及功法动作

呼气读"吹"气，两臂从体侧提起，两臂向后，两手外劳宫穴在腰部擦搓3次，两手经长强、肾俞向前画弧，至肾经之俞府穴处，如抱球（两臂撑圆，两手指尖相对），身体下蹲，两臂随之下落，呼气尽时两手落于膝盖上部；在呼气念字的同时，足五趾抓地，足心空如行泥地，引肾经之气从足心上升。下蹲时身体要保持正直，膝盖不过足尖，下蹲高度直至不能提肛为止。呼气尽。随吸气之势慢慢站起，两臂自然下落于身体两侧。两手重叠，覆于下丹田，稍事休息，再重复做，共做六次，调息，恢复预备式。

行功时气的走向

当念吹字时，五趾着地，足跟着力，肾经之经气从足心涌泉上升，经足掌内侧沿内踝骨向后延伸，过三阴交经小腿内侧进腘窝内侧，再沿大腿内侧股部内后缘通向长强脊柱，入肾脏，下络膀胱；上行之支脉入肝脏，穿横膈膜进入肺中，沿喉咙入舌根部；另一支脉从肺出来入心脏流注胸中与心包经相接，经天池、曲泽、大陵、劳宫到中指尖之中冲穴。

治病机理

肾为先天之本，主藏精，关系于生殖系统的一切疾患。肾开窍于耳，可以养护肾气以聪耳。肾主骨，齿为骨之余，其华在发，肾之腑在腰，所以做吹字功时可强肾、聪耳、润泽秀发、防治腰腿无力或冷痛等症。对目涩健忘、潮热盗汗、头晕耳鸣、男子遗精或阳痿早泄、女子梦交或子宫虚寒、牙动摇、发脱落，皆可练此功治疗。

懂得了上面的"吹"字功养肾法，就可以在家多练习，如果长期能够坚持练习，一定会有不错的收获，增补肾气，保证湿热难停留。

❈本|节|养|生|要|点|提|炼❈

❶ 知道"吹"字功是补肾气的良法。

❷ 知道"吹"字功的养生方法操作、功效等。

"腰部按摩功"
疏通气血、健肾强腰

❀腰部按摩功，可以疏通气血、健肾强腰，避免湿热侵犯下焦。

　　现在的"坐班族"其实比"站班族""走路工作族"等都累。尤其是夏季，天气湿热，"坐班族"往往一坐就是数小时，起来裤子都要被粘在腿上、屁股上了。如果人长期坐着，再加上穿着紧身的衣裤，其实是很不好的，容易导致很多疾病，湿热病也不在话下。

　　虽然我们说，湿热病多是从上焦、中焦传导至下焦，但是生活中湿热外邪由阴部逆行向上的情况也不少见。并且长期坐着，容易引起下焦气血郁滞，引起下焦诸多疾病。尤其是对肾和膀胱、生殖系统等都不宜。所以为了改变这种情况，我们就必须想到一些方法来解决。比如，试试腰部按摩功，可以疏通气血、健肾强腰，避免湿热侵犯下焦。

准备工作

　　在你闲暇时间，穿着舒适的衣服来操作。也可以在工作期间，抽10分钟的时间来做。注意保持好心情，将感觉引在自己的手法动作上。

操作方法

　　揉命门：将手心手背搓热，用右手或左手握拳，以食指掌指关节突起部（拳尖）置于命门穴上（命门穴在腰部第二腰椎棘突下的凹陷中，与前脐中[神阙穴]相对），先顺时针方向压揉36次，再逆时针方向压揉36次，如此重复操作72次。意守命门穴。每天按揉此穴，具有温肾阳、利腰脊等作用。

　　揉肾俞：将手心手背搓热，右手和左手握拳，以食指掌指关节突起部放在两侧肾俞穴（肾俞穴在腰部第二腰椎棘突下旁开1.5寸处，与命门穴相平）上，先顺时针方向压揉36次，再逆时针方向压揉36次，如此连做72次。意守肾俞穴。每天按揉此穴，具有滋阴壮阳、补肾健腰等作用。

揉腰阳关穴：将手心手背搓热，左手或右手握拳，以食指掌指关节突起部置于腰阳关穴（腰阳关穴在腰部第四腰椎棘突下的凹陷中）上，先顺时针方向压揉36次，再逆时针方向压揉36次，反复做72次。意守腰阳关穴。督脉为阳经，本穴为阳气通过之关。每天按揉此穴，具有疏通阳气、强腰膝、益下元等作用。

揉腰眼：将手心手背搓热，以食指掌指关节突起部放在两侧腰眼穴（腰眼穴在腰部第四腰椎棘突下旁开3.8寸处）上，先顺时针方向压揉36次，再逆时针方向压揉36次，连做36次。意守腰眼穴。每天按揉此穴，具有活血通络、健腰益肾等作用。

捶腰骶：将手心手背搓热，两手四指握大拇指成拳，以拳背部有节奏地叩击腰部脊柱两侧到骶部，左右皆叩击36次。意守腰骶部，并意想腰骶部放松。每天叩击腰骶，具有活血通络、强筋健骨等作用。

擦腰：将手心手背搓热，以两手掌面紧贴腰部脊柱两旁，直线往返摩擦腰部两侧，一上一下为1遍，连做36～72遍。意想腰部的热感越来越强而达整个腰部。每天摩擦腰部，具有行气活血、温经散寒、壮腰益肾等作用。腰部保健按摩，每天早晚各一次，坚持不懈，必见成效。

腰部活动：两手相互摩擦至热，用两手叉腰，大拇指在前，四指按在两则肾俞穴处，先顺时针方向旋转腰臀部36次，再逆时针方向旋转腰臀部36次，连做72次。意想腰部尽量放松。每天活动腰臀部，具有舒筋活血、滑利关节、强健腰肌等作用。

腰部保健按摩可以舒筋通络，促进腰部气血循环，消除腰肌疲劳，缓解腰肌痉挛与腰部疼痛，使腰部活动灵活、健壮有力。

❧本|节|养|生|要|点|提|炼❧

❶ 知道"腰部按摩功"对人体的健康。

❷ 学习"腰部按摩功"的操作方法等。

叩齿咽津，
增补先后天，湿热则无妨

> ❀ "叩齿咽津"是很古老的养生之法，也是最简单、最有效、最为养生专家和养生爱好者推崇的养肾之法，可以扶助肾气、抵制湿热等外邪的入侵，防治一切肾病。

　　如果有人问我，什么是最好的养肾补虚除湿热之法，我一定会告诉你"叩齿咽津"是最简单、最有效、最为养生专家和养生爱好者推崇的养肾之法，可以扶助肾气、抵制湿热等外邪的入侵，防治一切肾病。

　　中医藏象学说认为，"齿为骨之余""肾藏精，主骨生髓"。牙齿是人体中最坚硬的部分，叩齿能够强肾壮骨。明代《修龄要旨》中介绍长寿经验时说"每晨醒时，叩齿三十六遍"；清代《玄机口诀》中说"叩齿法，简而易行，能令齿根坚固，至老而不脱落"。

　　古代人把口中的津液称为醴液、华池、玉泉、琼浆等，认为口中津液为肾中之精气所化，咽津能滋阴降火。《灵枢·根结》曰："少阴根于涌泉，结于廉泉。"

《内经知要·卷上》曰："肾为水脏……，命门在两肾之间，上通心肺，开窍于舌下以生津。津与肾水，原是一家，咽归下极，重来相会，既济之道也。"此法可以滋阴补虚。《红炉点血》更进一步指出："津既咽下，在心化血，在肝明目，在脾养神，在肺助气，在肾生津，自然百骸调畅，诸病不生。"可见咽津不仅能补益肾精，而且能调养五脏，增强脏腑功能，常年坚持锻炼，可以祛病、可以保健、可以延年。

下面我们就来学习一下，如何叩齿，咽津：

预备式：姿势采用静坐、静卧、静站均可。宁心静气，调匀呼吸，鼻息口呼，轻吐三口气。

叩齿：口唇轻闭，首先，上下门牙齿叩击9次，然后左侧上下牙齿叩击9次，右侧上下齿叩击9次，最后上下门齿再叩击9次。

搅舌：即用舌头贴着上下牙床、牙龈、牙面来回搅动，顺时针9次，逆时针9次，左右各18次，古代养生家称之为"赤龙搅海"。

漱津：搅舌后口中津液渐多，口含唾液用两腮作漱口动作36次。

咽津：漱津后，将津液分三次缓缓咽下，在吞咽时，要注意守丹田，好像把唾液送到丹田一样。

每次练叩齿咽津习法三次，每日可练三次。叩齿漱咽也是一种非常容易掌握的自我保健方法。一般可于每天早上晨起及晚间睡眠前练习，也可以在午间休息、上班休息时间择时而习，或在上班乘车途中，排队办事之时偷闲而习。这一健身方法简便易行，不占用专门的时间，也不用任何器械。每天坚持下来，便能达到"白玉齿边有玉泉，涓涓育我度长年"的效果。

咽津是气功术语，又作咽液，咽口中津液。《悟真篇》："咽津纳气是人行，有药方能造化生。"《渊鉴内涵·道部养生》："吞景咽液，饮食自然，身必寿。"咽津有润脏养身之效，又常作为气功内丹术的辅助手段应用。

如果能从小坚持一直到老，可以使牙齿坚固，不生牙病，还能补益肾气，不生肾病。建议每个朋友都将此作为自己一生的养生必备方法。

❀本|节|养|生|要|点|提|炼❀

❶ 知道叩齿咽津对增补先后天、抵制湿热的作用。

❷ 学习叩齿咽津的功法，并在日常生活中加以运用。

循肾经按摩整一身正气，
祛湿热送福音

❀肾经，是一条关乎一个人一生幸福的经络，谁若想提高生活质量，就要学会运用肾经来自我保健，可以整出一身正气，祛湿除热送福音。

以前一位养生家说过："肾经，是一条关乎一个人一生幸福的经络，谁若想提高生活质量，在身体上从温饱进入小康，那就必须把肾经锻炼强壮。"因为肾是先天之本，肾脏包含着生命的原动力，是生殖力的源泉，肾经也是我们活命保安康的养生要经。

以前一位患者问我："能不能用肾经来除湿热呢？"我说："当然可

以，毫无疑问，肾脏依现代医学而言，是掌管水分调节的，并具有将体内多余水分和代谢废物由膀胱排出体外的功能。但是养肾不一定只除湿热，最好将肾经的所有穴位联合起来用，才能起到全面养护肾气的作用，不光是可以除湿热，还能抵制各种肾及肾经疾病。患者觉得有理，便问我如何利用肾经全面养肾，我则教他循肾经按摩，来整一身正气，为祛除湿热送福音。

明确肾经经脉在人体中的部位、走向

足少阴肾经：从脚小趾下边开始，斜向脚底心（涌泉），出于舟骨粗隆下（然谷、照海、水泉），沿内踝之后（太溪），分支进入脚跟中（大钟）；上向小腿内（复溜，交信；会三阴交），出窝内侧（筑宾、阴谷），上大腿内后侧，通过脊柱（会长强）属于肾、络于膀胱（肓俞、中注、四满、气穴、大赫、横骨；会关元、中极）。

直行的脉：从肾向上（商曲、石关、阴都、通谷，幽门），通过肝、膈，进入肺中（步廊、神封、灵墟、神藏，或中、俞府），沿着喉咙，夹舌根旁（通廉泉）。它的支脉：从肺出来，络于心，流注于胸中，接手厥阴心包经。

如下图所示：

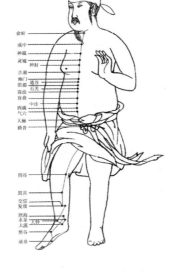

循经按摩时可以参照一张肾经经络图，即可轻松把握。慢慢摸索，或请教中医经络保健师帮忙按摩或指导穴位按摩，就可以很轻松地掌握此经脉的部位走向。

循经按摩大肠经的时间、程度等

按摩肾经除了注意把握肾经的部位、走向，还要注意按摩时间、方法、次数、达到的效果等细节。首先，最好是在酉时，即17点到19点，这个时辰是肾经值班，此时按摩肾经可以增补元气，我们的五脏六腑，都是由元气生出来的。所以在肾经当令时，按摩肾气可以补一身正气，人不易被外邪打扰，也就更健康。

按摩肾肠经每次循经按摩3～6遍，以掌推，并在每一个肾经穴位上稍稍按揉最好。

循经按摩大肠经养生分析

肾脏依现代医学而言，是掌管水分调节的，并具有将体内多余水分和代谢废物由膀胱排出体外的功能；但在中医医学的领域中，肾脏包含着生命的原动力，是生殖力的源泉。肾是健康、生命之源，但会随着年龄的增长而渐渐衰弱。若出现以上所述症状，请刺激肾经上的穴位，以谋求症状的改善。肾经共有二十七个穴位。每个穴位都是一个养生的宝贝。可以根据需要，适当选择，会给养肾带来很多好处。

学会了这个方法，健养肾，防治肾经疾病，抵御外邪就有方可操作了，所以感兴趣的朋友不妨试试。

❧本│节│养│生│要│点│提│炼❧

❶ 知道肾经对健康养肾的重要意义。

❷ 知道按摩肾经来养肾除湿热的方法，并学会在日常生活中使用。

湿热腰痛，
"黑豆除湿补肾汤"可拯救

《黄帝内经》中讲"肾热病者，先腰痛"，这句话的意思是腰为肾之府，肾病必见腰痛。如果是湿热导致的一些疾病，比如尿路感染、肾炎等都会出现腰痛的症状，"黑豆除湿补肾汤"可化解。

很多人都经常有腰痛的情形出现，可是腰痛是一种症状，不是一种疾病，所以临床诊治时一定要注意辨证施治。在本书中我们主要介绍湿热腰痛，这是腰痛的一组重要病症，需要积极防范。

在《黄帝内经》中有这样一段阐述："肾热病者，先腰痛。"这句话的意思是腰为肾之府，肾病必见腰痛。如果是湿热导致的一些疾病，比如尿路感染、肾炎等都会出现腰痛的症状，并且也伴随有其他症状。所以当腰痛时，一定要注意考虑肾的原因，另外，根据临床其他症状，来找出辨证施治的方法方可化解。

有一位湿热腰痛的患者来找我看病后，问我如何预防湿热腰痛，我建议他注意清淡、流质的饮食。另外，要注意适度运动，并保证下阴部的卫生，避免湿热外邪上逆，传导疾病。另外建议他，如果有闲，可以试试"黑豆除湿补肾汤"来补益、除湿热、坚筋骨、治腰痛。对于一般湿热性肾病引起的腰痛都有益。

下面来学学"黑豆除湿补肾汤"的制作方法：

黑豆除湿补肾汤		
原料	制作方法	养生功效
薏米60克，绿豆30克，黑豆30克。	把黑豆、绿豆用温水泡透；锅内加水，下黑豆用小火烧开；然后下入绿豆烧开；下入洗好薏米，用小火煮至软烂；粥内加白糖调匀即成。	补肾、坚筋骨、除湿、清热、健脾开胃等

　　在长期的农耕社会中，人们发现，牲畜食用黑豆后，体壮、有力、抗病能力强，所以，以前黑豆主要被用作牲畜饲料，其实这是黑豆的内在营养和保健功效所决定的。那时人们崇尚白色食品，只有贫者和食不果腹的人才无奈食用黑豆。但医者和养生者却发现并总结出黑豆的医疗保健作用。黑豆性平、味甘；归脾、肾经；具有消肿下气、润肺燥热、活血利水、祛风除痹、补血安神、明目健脾、补肾益阴、解毒的作用；用于腰痛或腰膝酸软，四肢麻痹，肝肾阴虚，头晕目眩，视物昏暗，或须发早白；对脚气水肿，或湿痹拘挛、腰痛；腹中挛急作痛或泻痢腹痛者有用。所以黑豆在此方中起重要的补益作用，除湿除热，补肾治腰痛。

　　绿豆清热解毒利湿。薏米也起清热解毒利湿的作用。所以三种食材一起组方，共奏补肾，除湿除热，除湿痹拘挛、腰痛等症。腰痛的患者不妨多选择一下这个食谱，养生保健作用不错。

❧本|节|养|生|要|点|提|炼❧

❶ 知道肾湿热导致腰痛的病机、症状等。

❷ 学习"黑豆除湿补肾汤"的配伍、制作方法，养生防治疾病的功效等。

湿热遗精也要补肾除邪，
"山药芡实莲心汤"来保健

遗精有生理性的和病理性的，病理性的遗精多跟湿热下注有关。可以选用"山药芡实莲心汤"来养肾除湿热防治遗精。

患者小董一早上来挂我的门诊号，他是第一位，可是却又到了最后一个进来看病。我问他哪儿不好，他扭扭捏捏地说自己"有点遗精"。

为了避免他的尴尬，我告诉他，遗精不是什么大问题，是指不因性交而精液自行泄出，有生理性与病理性的不同。中医将精液自遗现象称遗精或失精。有梦而遗者名为"梦遗"，无梦而遗，甚至清醒时精液自行滑出者为"滑精"。多由肾虚精关不固，或心肾不交，或湿热下注所致。如果是生理性的遗精，一般在中年时就不会发生了。

我问了小董的基本个人情况，26岁，未婚，最近遗精比较频繁。从生活环境中来说，他最近进了一家五星级的酒店做了名川菜师傅，可是自从去这家酒店上班，他也就频繁出现了遗精现象。

听到这儿，我怀疑这跟他的工作环境，包括饮食情况可能有关。给他诊治一番发现，他的遗精的确属于湿热下注所致的遗精，全身症状，有心烦口渴，口苦咽干，夜寐差，或困顿难于入眠，小便黄赤、热涩疼痛，舌苔黄腻，脉象濡数等症。细究原因跟他的饮食不节，恣食醇酒厚味，损伤脾胃，积湿生热有关。或肥胖之躯，肥人多痰湿，痰湿内蕴，湿热痰火，流注于下，扰动精室而发生遗精。治疗以补脾、肾，除湿热为主。所以给他开了一些补肾健脾除热的汤药，方用茯苓、白术、枸杞、山药等为主的方药。回家服用7天后，来复诊，基本已痊愈，不再用药，建议他平常煮点"山药芡实连心汤"来养护。

山药芡实莲心汤		
原料	制作方法	养生功效
干山药25克，扁豆15克，芡实25克，莲子心20克，白糖少许	将以上材料4味共入锅中，加水适量，炖熟后，调入白糖即成。	清热利湿，健脾、补肾、消肿、收摄。适用于脾肾两虚之肾病综合征，遗精，两足水肿、腰部酸痛、精神不振、食欲不佳等病症

山药有健脾胃、补肺肾、补中益气、健脾补虚，固肾益精、益心安神等作用，李时珍《本草纲目》中有"健脾补益、滋精固肾、治诸百病，疗五劳七伤"之说。主治肾亏遗精，妇女白带多、小便频数等症。

扁豆健脾和中，消暑化湿，是除湿热的良药，在本方中加入扁豆，目的是用在健脾，利三焦湿热，有益于防治湿热下注而致肾虚导致遗精。

芡实是益肾固精、补脾止泻、祛湿止热的重要药食两用之品。主治精，淋浊、带下、小便不禁、大便泄泻等症。《本经》中讲，芡实主湿痹腰脊膝痛，补中除暴疾、益精气、强志，令耳目聪明。《本草纲目》中讲"止渴益肾。治小便不禁、遗精、白浊、带下"。《本草从新》：补脾固肾，助气涩精。治梦遗滑精，解暑热酒毒，疗带浊泄泻，小便不禁等。从这些的医药典籍中来看，我们选择芡实来益肾固精，防治遗精是很有益的。

莲子心除湿热，与其他几味药合用，主要起援助除热利湿的作用。

全方综合起来看功效，除湿除热、补肾固益是最重要的营养功效。另外，健脾、利三焦，也是辅助治疗湿热伤肾的目的。所以本方综合起来，非常适合肾虚、湿热引起的遗精。有此需要者，可以试试选择，并且要辨证选择，使用前请求助中医师辨证选用。

❁本|节|养|生|要|点|提|炼❁

① 知道肾经湿热导致的湿热遗精的病理等。

② 学会用"山药芡实连心汤"来补肾、除湿热、防治遗精的方法。

湿热阳痿也要养肾，
"三仁补肾汤"来除邪更壮阳

❁湿热阳痿，重在补肾壮阳，兼顾除湿热，所以"三仁补肾汤"可以起到很好的补肾壮阳除湿热作用，是很应景儿的补益美食。

　　阳痿这种事，对于任何男人来说都是一件痛苦的事，可是得了病，我们不得不去面对，所以有病不瞒医，积极治疗方能解决心身困扰。

　　有一回一位30多岁的中午男子来找我看病，说他刚结婚不久，可是却没有任何幸福可言，还为此伤透了心。因为他有阳痿的症状。听他这么说，我示意他坐下来，开始诊治，通过询问及脉诊、舌诊，发现他下肢酸困，小便黄赤，阴茎痿软，阴囊湿痒臊臭，苔黄腻，脉濡数。是一例湿热阳痿症。重在清热利湿。给他开了以龙胆草、黄芩、栀子、当归、柴胡、生地，泽泻、木通、车前子、蜈蚣、甘草等为主的方药，让他回家煎服，每日1剂，水煎分3次服，连续服用5剂后进行疗效评定，服药期间忌房事。

患者服药后，感觉浑身有力气了，精气神也好了，继续服药一个月，患者阳痿情况解除，身体状态良好。

后来复诊时和他闲聊，他问我为什么会得这种病。我说你这是湿热型阳痿，在男科门诊中比较常见。尤其以中青年偏多，随着生活水平的提高，青年人追求快乐，追求刺激，经常酗酒，餐餐膏粱厚味，再加手淫助长，有身体不适，盲目用滋补壮阳药，导致湿热内生下注。《类证治裁·阳痿》篇说："亦有湿热下注，宗筋弛纵而致阳痿瘕。"所以治疗要重在泻中有补，利中有滋，以使火降热清湿浊分清，循经所发诸症而愈。

听我这么说完后，患者问我有没有好一点的有助湿热阳痿防治的方法，我建议他可以试试"三仁补肾汤"来除邪壮阳防阳痿。

"三仁补肾汤"的制作方法是：

三仁补肾汤		
原料	制作方法	养生功效
栗子仁50克，核桃仁50克，芡实30克	将栗子仁、核桃仁入搅拌机中，加一勺水打磨成浆备用，芡实泡发入砂锅煮致熟烂，再加入栗子和核桃仁浆倒入芡实汤中煮沸，即可服用，服时可以加适量的白糖。	清热利湿，健脾、补肾，对湿热阳痿有益。

香甜味美的栗子，自古就作为珍贵的果品，是干果之中的佼佼者。祖国医学认为，栗子味甘性温，无毒，有"益气补脾、厚肠胃、补肾强筋、活血止血"的作用。适用于肾虚所致的腰膝酸软、腰脚不遂、阳痿，小便多等症。《千金方》中讲"栗，肾之果。肾病宜食之"。所以阳痿病因在肾虚，

常吃栗子补肾，防治阳痿。

核桃人称"大力士食品""营养丰富的坚果""益智果"；在国内享有"万岁子""长寿果""养人之宝"的美称。中医应用广泛。中国医学认为核桃性温、味甘、无毒，有健胃、补血、益命门，处三焦，温肺润肠，补肾填精等良好功效。核桃的食法很多，将核桃加适量盐水煮，喝水吃渣可治肾虚腰痛、遗精、萎、健忘、耳鸣、尿频等症。

芡实是益肾固精、祛湿止热的重要药食两用之品。主治精，淋浊、带下、阳痿、小便不禁、大便泄泻等症。《本草从新》中讲，芡实可以补脾固肾、助气涩精。治梦遗滑精，解暑热酒毒，疗带浊泄泻、小便不禁等。从这些医药典籍中来看，我们选择芡实来益肾固精，防治肾虚阳痿也是很有益的。

此方三仁，都有补肾壮阳之功，还有益于三焦除湿热之用，所以防治阳痿可选用此方保健，效果不错。

❀本│节│养│生│要│点│提│炼❀

❶ 知道湿热阳痿的病机病理等，重在补肾除湿热。

❷ 学习"三仁补肾汤"的制作方法、养生功效等。

湿热肾炎，

"玉米须汤" 除湿除热好消炎

> 湿热肾炎是湿热侵袭肾本脏导致的结果，"玉米须汤"清热利湿，治肾炎水肿很有效。

周大妈患了肾炎，在医院里输了半个月的吊瓶好多了，出院了。回来后找到我，让我用中医给她调理。

通过她的化验单可以看出病情控制得不错，没有必要再吃中药了，建议她可以试试玉米须汤来保健，清热利尿消炎很好用。她觉得这法子太简单，但是对于她的病情是有益的。

玉米须是很廉价的药品，一般不为人们所珍惜，只是在中医师的眼里它是个宝。

玉米须，最早药用记载见于1476年的《滇南本草》，是我国传统的中药材，《中国药典》1977年收载。为《中华人民共和国卫生部药材标准》1985版（一部）收录的常用药材品种。

夏季吃玉米，大家都爱光煮玉米，把玉米须扔掉。其实这很浪费，我们应该把玉米须摘下来，洗净，煮水喝，是一家人夏季清热消暑的保健茶。高脂血症、高血压、高血糖的病人喝了，可以降血脂、血压、血糖。它还能利水、消肿。中医认为玉米须，甘平，能利水消肿、泄热、平肝利胆，还能抗过敏，治疗肾炎、水肿、肝炎、高血压、胆囊炎、胆结石、糖尿病、鼻窦炎、乳腺炎等。

玉米须对人还有利尿作用，可以增加氯化物排出量，其利尿作用是肾外性的，所以对各种原因引起的水肿都有一定的疗效。

所以对于防治肾炎，适当喝点玉米须茶是很有益的。

玉米须茶的制作方法是：

玉米须汤		
原料	制作方法	养生功效
玉米须50克。干品100克。	将玉米须放入砂锅内加水适量，煎煮1小时，取汁饮用。	清热利湿，对湿热肾阳有益。

另外，再介绍几个玉米须用于防治肾炎的食疗方法：

肾炎水肿尿少：玉米须50克，黄精10克，水煎服。每日1剂，分早、晚两次服用。可以除湿利尿，消水肿。

膀胱炎、小便黄赤：玉米须50克，车前子（各包）9克，甘草6克，煎汤。每日1剂，分早、晚两次口服，5天为1个疗程。清热、利尿、消炎、有辅助治疗作用。

尿少、尿频、尿急、尿道灼热疼痛：玉米须、玉米芯各50克，水煎去渣代茶饮。每日1剂，分早、中、晚三次饮用。清热、利尿、消炎、缓解症状有益。

尿血：玉米须50克，白茅根18克，水煎服。每日1剂，分早、晚两次服用，5天为1个疗程。清热、利尿、消炎、止血，可起到很好的辅助治疗作用。

总之，玉米须不是废物，应该了解它的功效，为我们所用，尤其是要防治湿热病、下焦湿热病、肾脏炎症性疾病等，都可以选择玉米须来保健。

❀本|节|养|生|要|点|提|炼❀

❶ 知道湿热肾炎的病机、病理、防治方法等。

❷ 学习制作"玉米须汤"防治肾炎的食疗方法，并学会在日常养生防病中使用。

湿热入膀胱人就易遭殃，
疏通膀胱让湿热远离

膀胱是水液汇聚之所，有津液之府、州都之官之称。与肾相表里，有化气行水等功能。在人体的五脏六腑中，膀胱算是湿热侵扰的最后一腑。如果膀胱湿热，则多见湿热蕴结、肾阳不足、气化失司所致诸病。突出症状是小便失常（如遗溺、癃闭、淋浊、溺时疼痛等）。《黄帝内经》所论即包括多种病症。根据不同的膀胱病症，分别选用宣通气化、渗湿利水、温肾固脬、清热通淋、化石等法来治疗。本章就是教你如何养护膀胱，抵制湿热，或者防治膀胱湿热病的方法的。当你通过本书把防治五脏六腑湿热的相关养护方法学会后，日常生活中有目的地加以使用，你就可以有效地阻止湿热袭身，保持健康。

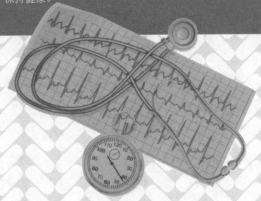

不憋尿，
膀胱气不虚，湿热就无虞

俗话说"流水不腐"，正常排尿，有助于废物排泄，有助于膀胱等泌尿系统健康。如果憋尿则会导致一系的膀胱疾病或其他泌尿系感染疾病，易损伤膀胱功能，水液气行功能不强，易致湿热龙州央，所以一定要不憋尿，助养生。

俗话说"流水不腐"，正常排尿不仅能排出身体内的代谢产物，而且对泌尿系统也有自净作用。可是生活中，我们总会有意或无意地憋尿，比如需要憋尿作检查时，也可能是因为工作太忙放不下，有的是为了打牌或下棋不肯离开"战场"，但有了"尿意"而不能及时排尿对健康是非常不利的。

当膀胱内累积到200毫升尿液时，人们会开始有尿意感，这时你若是没有小解，膀胱还是有储存的空间，但是持续累积到500～600毫升时膀胱就会出现过度膨胀，并且使控制排尿的肌肉膨胀而松弛。对于不常憋尿的人来说，这些肌肉会很快恢复弹性，但是若常常强迫性憋尿，这些肌肉会变得松弛，日后很容易有尿频、尿失禁的困扰。

另外，憋尿还会使尿液中的有毒物质不能及时排出体外，易引起膀胱炎、尿道炎等泌尿系统疾病，严重者还会影响到肾脏功能。据美国科学家研究报告显示，有憋尿习惯者，患膀胱癌的可能性要比一般人高出3～5倍。长期憋尿会使膀胱内的尿液及（或）尿内的细菌逆行至肾盂，引起反流性肾脏病及（或）肾盂肾炎，久而久之导致肾脏实质结构的损害，以致发生肾衰。

所以人应养成定时排尿的习惯。有了尿意要及时去排尿，这样不会导致膀胱受伤害，也不会导致膀胱的化气行水功能失调，保持膀胱正气不虚，能够抵御外邪的侵扰，人更健康。

❀本│节│养│生│要│点│提│炼❀

❶知道憋尿的危害。

❷知道应该培养良好的排尿习惯。

常饮花草茶，
膀胱就不能成为湿热集结地

❀喝花茶的好处在于它富有各种疗效，加上温和不刺激的特性，非常适合作为日常饮品。长期饮用可以调整体质、减轻膀胱不适症状的花草茶，膀胱就不易成为湿热集结地。

　　膀胱湿热是一种让人很难受的疾病。湿热蕴于下焦膀胱而发生病变。主要症状有尿频、尿急、尿少而痛、尿黄赤或尿血、舌红苔黄、脉数等。多见于急性膀胱炎。

　　很不幸，陈大妈就得了这么一个怪病。陈大妈退休后在一家包子店工作，因为工作的关系，工作纪律中规定，上班时间为了保证工作效率，保证卫生，穿上工作服之后，一定要注意劳动纪律，不要随便离开工作岗位，更不要把工作服穿到厕所去。所以上班时陈大妈一般都是老老实实地坐在自己的岗位上捏包子，很少走动，连厕所也不上，茶水也不喝，本来这样是省了不少麻烦，可是陈大妈上班不到半年就得病了，尿痛尿少，去医院检查，确诊为急性膀胱炎。大夫给她打消炎针治疗。还要让陈大妈注意饮食饮水、注意排尿等。

陈大妈很是郁闷，没想到没挣几个钱，反倒花了不少钱。但儿子姑娘都劝老人家好好养病，不要工作了，再让她找中医调理下。陈大妈就找到我。

听了陈大妈的病史，我建议她还是换份工作，并且注意科学饮水，这对她预防膀胱炎卷土重来很有好处。陈大妈想了想说可以换份工作，但是不想吃药，问我有没有什么好的法子推荐给她来保健预防。

想了想，最近花草茶的流行很让一些中医师或养生专家高兴，因为喝花茶的好处是在于它富有各种疗效，加上温和不刺激的特性，非常适合作为日常饮品。长期饮用可以调整体质、减轻不适状，因此，花草茶还具有调理身心的功能。并且花草茶物美价廉，也省去了吃中药西药的开销和麻烦。所以我给陈大妈开了几个花草茶保健方，让她去中药店或者草茶店自己抓药去。

小茴香茶

冲泡方法：叶：以开水冲泡即可；种子：将种子压碎，用开水冲泡，焖约十分钟后，加入蜂蜜即可饮用。

营养功效：止呕吐、消胃胀气、开胃，治疗膀胱炎。

大茴香茶

冲泡方法：叶子：以开水直接冲泡。种子：将种子压碎，以开水冲泡，焖约十分钟即可。若失眠时，可加入温牛奶中，在睡前喝下，可帮助睡眠。

营养功效：帮助睡眠，调理哮喘及支气管炎、膀胱炎，能治疗腹部绞痛、疼痛及疝气。

罗勒茶

冲泡方法：新鲜的罗勒叶和干叶压碎，以一壶水冲泡，约二十分钟后即可饮用。

营养功效：解酒、止呕吐，帮助消化、利尿，帮助经期顺畅。

甘草茶

冲泡方法：以一茶匙甘草粉加一杯水的比例，加水熬煮，冷热饮都很适合。

营养功效：治疗胃病，调理泌尿系统，有效防治膀胱炎。

木麝香茶

冲泡方法：以一壶烧开的水冲泡四茶匙木麝香，焖约十分钟后滤去残渣，即可饮用。

营养功效：帮助睡眠，增加肝脏、膀胱机能。

仙鹤草茶

冲泡方法：以一杯开水冲泡一到两茶匙仙鹤草。如果你能买到新鲜的仙鹤草，在冲泡时，别忘了用茶匙压扁，使味道出来。

营养功效：强肝，调理痛风、膀胱及便秘的毛病。

以上花草茶都可以在药店或茶草茶店买到，有对此感兴趣的朋友，不妨一试。

❀本|节|养|生|要|点|提|炼❀

❶ 知道喝花茶的好处，在于它富有各种疗效，并且无负担，对症选择可以养护膀胱的花草茶可保膀胱平安，不招湿热。

❷ 知道哪些花草茶有益膀胱防治湿热，并且学会各种花草茶的冲泡方法，学会在日常生活中选用。

膀胱经贯穿人体上下，
循经按摩全身湿热难侵袭

❀膀胱经是养护膀胱的大药，并且循着膀胱经来推拿按摩可以扶助膀胱正气，避免外邪侵入，也有益于膀胱经相关疾病的防治。所以循经按摩膀胱经能收到不错的养生效果。

要是给造物者颁个什么奖的话，我觉得最应该颁发一个"神奇"大奖。在人体中十二经脉就是造物者送给人最好的礼物，任何一种疾病或者不适，都可以通过这些经脉来治疗。像防治膀胱湿热，同样可以用到膀胱经。

刘大妈在以前因脾胃湿热导致肚子不舒服时，我建议她可以推拿脾胃经来健脾养胃除湿热。后来她又因为膀胱湿热导致的尿赤痛来找我，我给她开了中药处方后，她直接问我，是不是也可以继续再循着膀胱经来推拿按摩扶助膀胱正气，避免外邪侵入啊？对于大妈的认知，我很是高兴，大妈的确是有心人，她说得很对，所以我建议她继续使用老法子来按摩膀胱经，但是经穴的走向，按摩推拿时间需要变化。

刘大妈说她懂，高兴地拿着药，回有找膀胱经去了。

下面我们再继续来学习这个方法：

明确膀胱脉在人体中的部位、走向

足太阳膀胱经：循行部位：足太阳膀胱经起于内眼角（睛明穴），上过额部，交于督脉直至巅顶（百会穴）。

巅顶部的分支：从头顶（百会穴）分出至耳上角。

巅顶向后直行分支：从头顶下行（至脑户穴）入颅内络脑，复返出来下行项后（天柱穴）。

下分为两支：其一，沿肩胛内侧（大杼穴始），夹脊旁，沿背中线旁一寸五分，下行至腰部，进入脊旁筋肉，络于肾，下属膀胱，再从腰中分出下行，夹脊旁，通于臀部，经大腿后面，进入腘窝中。其二，从肩胛内侧分别下行，通过肩胛，沿背中线旁三寸下行，过臀部，经过髋关节部（环跳穴），沿大腿外侧后边下行，会合于腘窝中，向下通过腓肠肌，经外踝后面（昆仑穴），在足跟部折向前，经足背外侧至足小趾外侧端（至阴穴），与足少阴肾经相接。

如下图所示：

膀胱经贯穿人体上下，循经按摩全身湿热难侵袭

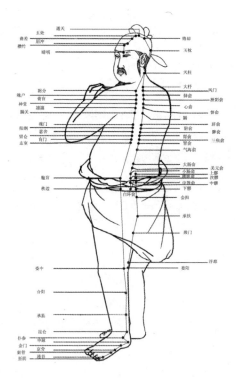

　　循经按摩时可以参照一张膀胱经经络图，即可轻松把握。慢慢摸索，或请教中医经络保健师帮忙按摩或指导穴位按摩，就可以很轻松地掌握此经脉的部位走向。

循经按摩膀胱经的时间、程度等

　　按摩膀胱经除了注意把握膀胱经的部位、走向，还要注意按摩时间、方法，次数、达到的效果等细节。首先，最好是在申时，15点到17点进行按摩，此时，膀胱经当令，足太阳膀胱经最旺。膀胱贮藏水液和津液。水液排出体外，津液循环在体内。若膀胱有热可致膀胱咳，且咳而遗尿，这段时间要多喝水，最好300～500毫升，是一天最重要的喝水时间，另外加上循经按摩可以有利于泄掉小肠注下的水分，有益于人体健康。

　　按摩膀胱经每次循经按摩3～6遍，以掌推，并在每一个膀胱经穴位上稍稍按揉最好。

循经按摩膀胱经养生分析

联系脏腑：属膀胱络肾，与心、脑有联系。

足太阳膀胱经主一身之表，外邪侵袭，本经受邪，则恶寒、发热、鼻出血、鼻衄；膀胱经之脉上额交巅络脑，邪气随经上逆则头痛；膀胱经起于目内眦，下行项后，一支挟背抵腰，下行经股入奈窝，一支循背下行，至奈窝后又下行，至外踝折向前，至足小趾，经气不利，则目痛、项背、腰、臀部及下肢后侧疼痛，足小趾麻木不用。膀胱气化失司，则少腹胀满，小便不利，遗尿。

主治概要：头面五官病、项、背、腰、下肢部病症以及神志病，背部第一侧线的背俞穴及第二侧线相平的腧穴，与其相关的脏腑病症和有关的组织器官病症。如小便不通、遗尿、癫狂、疟疾、目痛、迎风流泪、鼻塞多涕、鼻出血、头痛、项强、背腰臀部以及下肢后侧本经循行部位疼痛等。

常用腧穴，左右67穴。

学会了这个方法，健养膀胱，防治膀胱疾病，抵御外邪就有方可操作了，所以感兴趣的朋友不妨试试。

❦本|节|养|生|要|点|提|炼❦

❶ 知道膀胱经对于抑制膀胱湿热的作用和意义。

❷ 学习循经按摩膀胱经的养生方法。

淋浊，专家常用
"加味白茅根茶"
来除膀胱外邪通淋

> 淋浊是膀胱湿热导致的一种病症，需要从膀胱论治，重在除膀胱湿热等外邪来通淋。"加味白茅根茶"可除膀胱外邪通淋。

淋之名称，始见于《内经》，《素问·六元正纪大论篇》称为"淋闷"，并有"甚则淋""其病淋"等的记载。《金匮要略·五脏风寒积聚病脉证并治》称"淋秘"，该篇并指出淋秘为"热在下焦"。《金匮要略·消渴小便不利淋病脉证并治》描述了淋证的症状："淋之为病，小便如粟状，小腹弦急，痛引脐中。"隋代《诸病源候论·淋病诸候》对本病的病机作了详细的论述，并将本病的病位及发病机理作了高度明确的概括："诸淋者，由肾虚而膀胱热故也。"这说明淋浊是膀胱湿热导致的一种病症，需要从膀胱论治，重在除膀胱湿热等外邪来通淋。西医学的泌尿系感染、泌尿系结石、泌尿系肿瘤、乳糜尿等，当临床表现为淋证时，可参考本节内容辨证论治。

对于防治淋浊，我一般推荐给有此发病倾向的人一款"加味白茅根茶"来防治。

"加味白茅根茶"的做法是：

加味白茅根茶		
原料	制作方法	养生功效
白茅根30克，冬葵子15克。	将白茅根、冬葵子一起放入砂锅内加水3000毫升，煎煮到1500毫升，取汁当茶饮，一天一剂。	清热利湿，防治淋浊。

白茅根性寒，味甘。归肺、胃、小肠经。清热、利尿、凉血、止血。《别录》中称，白茅根可以"下五淋、凉血、止血、清热、利尿"。治急性肾炎、急性肾盂肾炎、膀胱炎、尿道炎等泌尿系感染性疾病。

冬葵子味甘苦，性微寒，无毒。归经：入大小肠、膀胱经。是临床治疗淋证的常用中药，本品甘寒滑利，有利尿通淋之功，常与石韦、瞿麦、滑石等同用，如石韦散《证治汇补》；用于血淋及妊娠子淋，如《千金方》本品单味用；用于石淋，与海金沙、金钱草、鸡内金等同用。本品质滑，通关格，利小便消水肿。用于水肿胀满，小便不利，配猪苓、泽泻、茯苓等同用；若治关格胀满，大小便不通，如《肘后方》以本品单味为末服。

所以本方中选择白茅根和冬葵子的目的就是清热利尿、消炎、消肿，防治膀胱湿热所致的淋浊。对于平常预防淋浊也有益，尤其是当患有一些疾病如急性肾炎、急性肾盂肾炎、膀胱炎、尿道炎等泌尿系感染性疾病患者可以多选用。

本|节|养|生|要|点|提|炼

❶ 了解淋浊和膀胱湿热的关系。知道淋浊疾病防护方法。

❷ 学习"加味白茅根茶"的做法、养生功效等，尤其是防治淋浊的养生功效。

女人湿热带下，
"蒲公英茶"清膀胱经湿热可止带

> ❧女人湿热带下，重在除湿热，"蒲公英"可除下焦诸多湿热病。尤其是有助于膀胱排除湿热，对防治妇女湿热带下病有益。

我有一朋友，三年前因为卵巢囊肿做了手术。再后来，白带一直都不好，量多、黄、有气味，这让她很烦。过年回老家，她母亲从一位赤脚医生那儿得到一个偏方，就是用蒲公英再配几种药材一起泡水喝对防治女人带下病有益。

后来这朋友在妈妈的指导下，在家里天天备着这种蒲公英，天天饮用，白带多的症状的确好了不少，并且原来小便不利、爱长痘痘的情况也很少见了。

老公有一回膀胱感染，老中医也推荐了蒲公英茶，这让我这位朋友对蒲公英茶产生了浓厚的兴趣。并且每年当蒲公英生长的季节，她还会带着老公、儿子，开着车去郊外挖蒲公英。当有一些姐妹刚好聊起湿热带下病的时候，她还会推荐人家使用蒲公英这个宝贝。

可是蒲公英到底对朋友的湿热带下病有没有用，我们需要来分析一下。

从中医理论，带下病大多由脾肾虚弱所致，湿热下注至下焦，跟膀胱湿热也有关系，因为膀胱有化气行水的功能，如果膀胱湿热或膀胱化气行水的功能失调，也可能导致带下病。而蒲公英是清利下焦湿热的良药，所以对防治湿热性膀胱病、湿热带下病是有益的。

下面我们来学学蒲公英茶的制作方法：

蒲公英茶		
原料	制作方法	养生功效
蒲公英，干品30克。	将蒲公英放入砂锅内加水3000毫升，煎煮到1500毫升，取汁当茶饮，一天一剂。	清热利湿，防治湿热性膀胱病，防治湿热白带。

蒲公英在《滇南本草》中记载"祛风，消诸疮毒，散瘰疬结核；止小便血，治五淋癃闭，利膀胱"。有报道认为，蒲公英可以治急性乳腺炎、淋巴结炎、瘰疬、疔毒疮肿、急性结膜炎、感冒发热、急性扁桃体炎、急性支气管炎、胃炎、肝炎、胆囊炎、尿路感染等。临床多用于下焦诸多湿热病的防治。尤其是有助于膀胱排除湿热，对防治妇女湿热带下病有益。

如果女性朋友有湿热带下病的不妨试试这种方法，简单有效。

❀ 本|节|养|生|要|点|提|炼 ❀

❶ 知道湿热带下的疾病机理。

❷ 学会"蒲公英茶"的制作方法，了解"蒲公英茶"防止女人湿热带下的治病功效等。